周贻谋 编著

看得懂用得上的养生经典

③

天津出版传媒集团

天津科学技术出版社

内容提要

本书对清代医家尤乘的养生专著《寿世青编》做了选录与译评。尤氏该书内容丰富，见解高明，切合实用。诸如对五脏调养、饮食宜忌、起居调摄、健身功法、疾病防治、方药服用、食疗食补等的论述，均十分可取。尤其是书中所载病有十失、病有八不治、却病十要、谨疾箴、老人病不同治法诸篇，更是识见超群，论述精辟。可谓言言金石，字字珠玑，句句打中要害，无不令人备受启发，其参考价值更高。

前　言

　　中华养生文化,源远流长,历史悠久,名家众多。典籍浩繁,内容丰富,博大精深。通观纵览,委实是一批弥足珍贵的养生文化遗产。它不但曾为古人的身心健康和却病延年做出过巨大的贡献,而且对今人的摄生颐养仍可提供理论指导,并具实际参考价值,因而备受国人青睐,同时理所当然地赢得了国际赞誉。有的外国专家预言:解决21世纪人类健康长寿的金钥匙在东方,而且指明是在古老的东方。所谓古老的东方,实际上主要是指中华民族古代优秀的养生文化遗产。

　　21世纪是预防医学的世纪,也是人们普遍重视养生保健的世纪,作为久享盛名的传统中华养生文化,必将为整个人类康寿造福而大显身手和大放异彩。

　　多年以来,笔者曾经在《长寿》杂志连续撰文,分别对历代养生家的研究成果及其代表性论著,扼要地做过简略的介绍,引起了广大读者朋友的极大兴趣。事后便有不少读者朋友来信或打电话咨询,甚至直接索要有关资料,特别是有关清代养生家石成金、李渔、尤乘、曹庭栋、袁开昌、李青云等人的摄生经验及其主要论著,瞩目者尤多。很抱歉,当时未能一一满足朋友们的要求。此次终于有机会可以做出回馈性的实际解答了。鉴于清人距今较近,其养生经验体会和见解更易为今人所理解和接受,特拟先从清代养生家的论著和成果开始做一系统介绍,撰编一套通俗易懂而又切合实用的养生经典丛书,共计六本。如有必要和可能,争取日后继续撰编介绍其他朝代养生学家论著和成果的书。现将上述六本养生经典丛书分别简介如下:

第一本,《看得懂用得上的养生经典①》:此书对自幼羸弱多病的清代著名养生学家石成金做了全面评介。特别是他所撰著的《长生秘诀》《长寿谱》《救命针》《养生镜》《延寿丹方》等,至今仍然具有极高的实际参考价值。

第二本,《看得懂用得上的养生经典②》:此书评述了清代文学家兼养生学家李渔有关摄生调养的研究成果。他在《闲情偶寄·颐养部》中发表了许多精辟独到的见解,使人备受启发。

第三本,《看得懂用得上的养生经典③》:此书对清代医家兼养生学家尤乘的《寿世青编》做了选录、解读和点评。这是一部老少咸宜的养生专著,比较切合实用。

第四本,《看得懂用得上的养生经典④》:此书对清代文学家兼养生学家曹庭栋的名著《老老恒言》做了选录、解读和点评。曹氏享年92岁,其书既是他攻读历代养生文献所获心得体会的综述,又是他防病健身和颐养天年的经验总结,很适合于今人实际运用。

第五本,《看得懂用得上的养生经典⑤》:此书对清代医家兼养生学家袁开昌的《养生三要》做了选录、解读和点评。袁氏说,他的书"皆衷辑圣哲良规,名医粹语,一可治未病,一可治已病,一可治医者之病,诚养生三要也"。

第六本,《看得懂用得上的养生经典⑥》:此书对清代养生学家李青云所撰《长生不老秘诀》做了选录、解读和点评。号称活了256岁的李青云,是清代一位精于养生的气功名家。虽然他的年寿很难令人置信，但毕竟是一位享年远超百岁的高寿者。在他的著作中，委实发表了不少卓异超群的真知灼见，诚然在摄生颐养方面令人茅塞顿开，具有极高的参考价值。

这套养生经典丛书的编撰体例是这样的，大体上分为三个部分：一为"名著选录"，二是"帮您解读"，三是"专家点评"，而点评实为全书的重点，除了分析评介原著的主旨、精华或局限性，并表明其取舍态度之外，尤其注重密切联系当今的生活实际，且适当列举有关现实事例，加以画龙点睛的评论。其目的在于更加突出"古为今用"和"学以致用"的特点，务求使读者能够收到"开卷有益"的效果，并且还能有效地帮助解决健身防病过程中所碰到的某些实际问题。

笔者虽然长期从事历代养生文献的研究，心得体会颇多，但囿于水平，书中难免存在某些讹误或欠妥之处，尚祈读者朋友惠于指正。

作者

2014年9月8日(中秋节)于长沙梨子山

概　述

　　尤乘,字生洲,号无求学者,吴门(今江苏省苏州市)人,明末清初医学家。具体生平不详。他自幼习儒,饱读经史;又涉猎方书,对医药之学颇感兴趣。其表伯邢层峰为世医,便常往请教,深受其影响。后来从师于明代名医李中梓(字士材,号念莪),得其亲传指点,医术不断精进。复前往各地乃至京师一带遍访名医,广为求教,兼学针灸,博采百家之长。不久即供职于太医院,做过太医院御前侍直三年。后回归故里,与同窗蒋仲芳共设诊所,为病民施济针药,备受广大患者欢迎和赞誉。

　　他曾先后增补前人医著多种,尤以增补其师李中梓所撰《诊家正眼》《本草通玄》《病机沙篆》最力,并合编成《士材三书》刊行,影响极大。尤氏本人则撰有《食治秘方》与《寿世青编》,而《寿世青编》是在康熙六年(1667)刊其师《士材三书》时所附入的。

　　《寿世青编》又名《寿世编》,是一部养生著作。全书分上、下两卷,上卷收养生文章 30 余篇,较全面地论述了日常生活中所必备的各种养生保健知识;下卷则着重介绍服药防病与食疗食补的方法等。这是一本老少咸宜的养生专著,其中有不少精辟独到的见解,且比较切合实用,颇具参考价值。本书将选录或节选该书的若干篇章,然后分别加以解读和点评,以便广大读者朋友参阅。

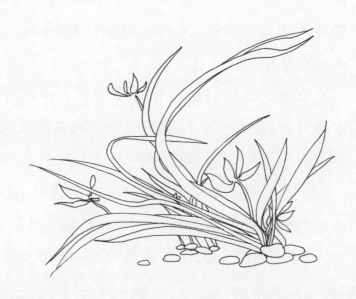

目 录

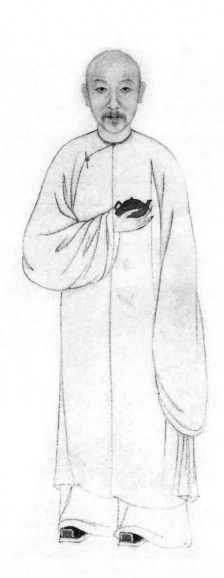

一　首重养心并重视五脏调养

(一)勿药须知

{名著选录}

臞仙曰:"古神圣之医,能疗人之心,预使不至于有疾。今之医者,唯知疗人之疾,而不知疗人之心,是犹舍本而逐末也。不穷其源,而攻其流,欲求疾愈,安可得乎?殊不知病由心生,孽由人作,佛氏谓一切唯心造,良不诬矣。所以人之七情内起,正性颠倒,以致大疾缠身,诚非药石所能治疗。"

盖药能治五行生克之色身,不能治无形之七情;能治七情所伤之气血,不能治七情忽起忽灭、动静无端之变幻……故凡思虑伤心,忧悲伤肺,忿怒伤肝,饮食伤脾,淫欲伤肾。药之所治,只有一半,其(另)一半则全不系药力,唯要在心药也。

或曰:"何谓心药?"予引林鉴堂诗曰:"自家心病自家知,起念还当把念医,只是心生心作病,心安哪有病来时?"此之谓心药。以心药治七情内起之病,此之谓疗心。予考历代医书之盛,汗牛充栋,反覆详明,其要主于却疾。然《内经》有一言可以蔽之

曰，"不治已病治未病"是也。治有病不若治于无病，疗身不若疗心。吾以谓使人疗，尤不若先自疗也。(《寿世青编·卷上》)

{帮您解读}

瞿仙即朱权(乃明太祖朱元璋第十七子，被封为宁献王，自号瞿仙)说："古代神医圣手，能够治疗人的心病，预先就能使人不至于生病。现今的医生，只懂得治疗人的疾病，却不懂得治疗人的心病，就好像在舍本逐末一般。不去深究病的本源而攻其末流，想要治愈疾病，又哪有可能呢?殊不知疾病是由人的心理情志产生的，罪孽由人自作，佛家说一切都是人心所造，诚然是大实话。所以人的喜、怒、忧、思、悲、恐、惊等七情在内发生变故，人的正常本性随之颠倒，致使大病缠身，实在不是药物所能治疗的。"

大概药物只能治疗五行生克的有形有色之肉体，却无法治疗没有形状的七情;能治疗七情所伤害的气血，不能治疗七情忽生忽灭、动静无常所发生的变幻莫测……因而凡思虑过度则伤心,忧悲过度伤肺,愤怒过度伤肝,饮食过度伤脾,性欲过度伤肾。药物所能治的病只有一半,另一半则不能全靠草木之类的药物,唯有依靠心药来进行治疗。

有人问:"什么叫心药呢?"我引用林鉴堂的诗句说:"自家心病自家知,起念还当把念医(此言因不良心态致病者首先必须消除致病的心理因素),只是心生心作病(言因心思过度而生病),心安哪有病来时?"这就叫做心药。用心药来治疗七情变化在内的疾病,这就叫做疗心。考究历代医书之繁多,可谓汗牛充栋,通过反复查阅详审,知其宗旨主要在于消除疾病。然而《黄帝内经》有一句名言可做概括,即"不治已病治未病"。也就是说,治疗已经生成的病,不如在未病之先进行预防;治疗肉体上的病,不如治疗心理疾病。我个人认为,与其请别人来帮我治病,就不如事先能进行自我治疗(实指防病)。

﹛专家点评﹜

上文乃《寿世青编》之首篇,究其以"勿药须知"

为题,是为了表明:有病不能单纯依靠药物来治疗,而且有相当多的疾病与心理情志密切相关,用药物治疗是无能为力的。故本篇反复强调两点:一是诸多疾病实为喜、怒、忧、思、悲、恐、惊等七情太过所引起,可统称之为心病,凡心病必须用心药来治疗。也就是说,心病只能用心理疗法来医治。二是必须高度重视《黄帝内经》"不治已病治未病"的论述,也就是强调要进行疾病预防,而且是防重于治。这两点却是十分可取的。

应当知道,七情太过非但致病,而且会直接损伤人的寿命。一项最新研究显示,因恐惧忧思等焦虑情绪所引起的细胞损伤,可能使人缩短寿命6年。持续焦虑的女性,比其他人死于心脏病的概率高59%,猝死于其他一些与心脏相关疾病的概率高31%。如果不消除焦虑情绪,此类患者的疾病是很难用药物医治的。又如经常脾气暴躁的人,同样会招病损寿。一项研究发现,与生活乐观的人相比,中年时爱发脾气的人其死亡的可能性会高出3倍,其寿命会减少9年。该项研究对1万多名英国人进行了长期观察,结果表明:人们的心情快乐程度会显著影响未来的一些疾病发作,如伤残、行走不便、冠心病等。懂得充分享受生活快乐的人,其平均寿命可增加9~10年。故经常暴躁恼怒的人,必须设法克服和消除暴躁恼怒情绪,否则也是无药可医治的。

至于强调"不治已病治未病",也就是特别注重疾病预防,更是十分正确的。许多疾病,诸如艾滋病、癌症、糖尿病、心脑血管疾病等都是防重于治的。又如狂犬病,至今仍是只能防而不能治,因为目前尚无法医治。2013年8月的一天,江苏泗洪县一青年小伙子被黄色小狗深咬左腿一口,其父江某用口替他吸出毒血,当即送往医院注射疫苗进行治疗,结果儿子不久就康复了。其父江某本人为了省钱,当时没有注射狂犬疫苗,一个月后,江某感到全身不适,情绪失控,狂躁不安,医院确诊为狂犬病。仅仅过了几个小时,江某不治身亡。这是一个惨痛的教训,倘若江某能花钱及时注射狂犬病疫苗进行预防,又何至于引起狂犬病发作而枉送了性命呢? 在此要特别提醒注意,造成不可用嘴去吸犬咬伤口的血,如果吸了就一定要打狂犬病的预防针。

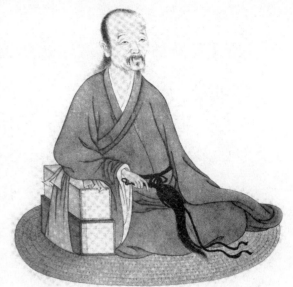

作者在本文的末尾说:"吾以谓使人疗,尤不若先自疗也。"这句话可谓意味深长,值得反复琢磨体会。这与我们今天所说"最好的医生是自己"这一观点,是不谋而合、毫无二致的。不论医生技艺多么高超,没有病人自己的主观努力和积极配合,也是很难治愈疾病的。

(二)疗心法言

≷名著选录≷

《素问·天真论》曰:"恬淡虚无,真气从之;精神内守,病安从来? "

老子曰:"人生以百年为限,节护乃至千岁。如膏之小炷与大炷耳。人大言，我少语；人多烦，我少记；人悸怖，我不怒。淡然无为，神气自满，此长生之药。"

纯阳祖师曰："老人于十二时中，行、住、坐、卧，一切动中，要把心似泰山，不摇不动。谨守四门，眼、耳、鼻、口，不令内入外出，此名养寿。紧要。"

孙思邈曰："多思则神殆，多念则智散，多欲则智昏，多事则劳形，多言则气乏，多笑则伤脏，多愁则心慑，多乐则语溢，多喜则妄错昏乱，多怒则百节不定。"

吕洞宾曰："寡言语以养气，寡思虑以养神，寡嗜欲以养精。精生气，气生神，神自灵也。是故精绝则气绝，气绝则命绝也。是故精、气、神，人身之内三宝也。"

益州老人曰："凡欲身之无病，必须先正其心，使其心不乱求，心不狂思，不贪嗜欲，不著迷惑，则心君泰然矣。心君泰然，则百骸四体虽有病，不难治疗；独此心一动，百患为招，即扁鹊、华佗在旁，亦无

所措手足乎！"（《寿世青编·卷上》）

{帮您解读}

《黄帝内经素问·上古天真论》说："心中清静而没有妄想，真气就会顺从人体正常运行，精神全都守护于体内，疾病又从哪里来呢？"

老子（春秋时著名思想家）说："人生以一百年为期限，节制养护得好就能达到一千岁。就像油灯用小灯芯和大灯芯燃烧时间长短不同一样。人家大声说话，我小声言语；人家烦躁很多，我很少记挂；人家惊慌恐惧，我很少恼怒。淡泊安定而不胡作妄为，神气自然饱满，这就是良好的长寿药物。"

纯阳祖师（唐代吕洞宾号纯阳子）说："老人于每天十二个时辰中，不论行、住、坐、卧，凡一切活动之中，都要保持良好心态，使之安定得像泰山一样，不能摇晃和摆动。谨慎地守护好眼、耳、鼻、口四门，不能让贪念入内和欲念外出，这是养寿的根本方法，最为重要。"

唐代名医孙思邈说："思虑太多则精神疲困，念想太多则智力消散，欲望太多则神智昏愦，事务太多则劳伤形体，言语过多则气力虚乏，笑得过多则损伤五脏，忧愁过多使心中恐惧，快乐过多则信口开河乱说，大喜过头则神情昏乱，恼怒过多则周身百骸失去控制。"

唐代吕洞宾说："减少说话以便养气，减少思虑以便养神，减少嗜欲以便养精。精可化生气，气可化生神，神自然灵敏。因此精绝气就会绝，气绝命就会绝。所以说精、气、神乃是人体内的三宝。"

益州老人（又作益州老父，系唐代一位在今四川成都等地卖药的道家人物）说："大凡要使身体无病，首先必须心地纯正，使其心不胡乱追求，没有狂妄的想法，不贪图嗜欲，不被迷惑，心君（心为君主之官）就泰然安定了。心君泰然安定，就算人的肢体有病，也是不难治疗的。唯独这心君一有变动，就会招致百种疾患，即使有扁鹊、华佗一类名医高手在身旁，也是没有什么好办法可以下手进行治疗的。"

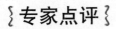

{专家点评}

这篇《疗心法言》，通篇都是前人语录的汇辑。这里仅节录了其中的几条，全都强调养生必须注重养心。当力求做到内心安泰，精神内守，恬淡宁静，不胡思乱想，不贪图名利和嗜欲，不被外物迷惑，七情反应适度，绝不太过。一句话，时时处处力求心态平衡稳定。

尤乘在此再三强调，人体一定要做到"精神内守"，务必保持良好的心态，也就是维护好心理健康。那么心理健康的标准是什么呢？按照今天的观点，心理健康大致包括以下六项要求：

一是要有明确的生活目标，有理想，有期望，精神充实，没有空虚感；

二是有健全的智力，能进行正常的思维活动，有准确的是非判断能力，头脑不糊涂；

三是心情乐观、积极、稳定，情绪反应合乎多数人的常态；

四是有自我控制能力，能控制自己的消极情绪

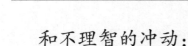

和不理智的冲动;

五是对自己有正确的估价和看法,能妥善地摆正自己在社会上的地位,既不狂妄地自尊自大,也绝不妄自菲薄,不会否定个人生存的价值;

六是能正确认识与对待别人,能恰当处理好各种人际关系。

当然,人不可能没有悲忧恼怒等负面情绪,关键是要能够及时加以控制,使之迅速摆脱消极状态,尽快恢复乐观和积极的心态。这样就能有效地促进身心健康,自然有利于延年益寿。

最后应当指出,本文前面有"人生以百年为限,节护乃至千岁"一句,其实早在晋代嵇康的《养生论》、梁代陶弘景的《养性延命录》等论著中,全都载有此说。过去认为这是古人的幻想或空想,毫无科学根据。然而最近有科学家根据老鼠和蝙蝠同为啮齿动物,但老鼠的平均寿命仅有 3 年,而蝙蝠的平均寿命却高达 30 年,后者的年寿相当于前者的 10 倍。原因是两者的蛋白质结构有所不同。蝙蝠能抗环境污染,而老鼠不能。科学家由此推想,倘若将来人的蛋白质结构能得到改良,那么人类的最高年寿也可能达到 1 000 多岁。

(三)养心说

{名著选录}

夫心者,万法之宗,一身之主,生死之本,善恶之源;与天地而可通,为神明之主宰,而病否之所由系也。

盖一念萌动于中,六识流转于外,不趋乎善,则五内颠倒,大疾缠身。若夫达士则不然,一真澄湛,万祸消除。

老子曰:"夫人神好清,而心扰之;人心好静,而欲牵之。常能遣其欲,而心自静;澄其心,而神自清。自然六欲不生,三毒消灭。"

孟子曰:"养心莫善于寡欲。"所以妄想一病,神仙莫医。正心之人,鬼神亦惮,养与不养故也。目无妄视,耳无妄听,口无妄言,心无妄动。贪嗔痴爱,是非人我,一切放下。未事不可先迎,遇事不宜过扰,

既事不可留住。听其自来,应以自然,任其自去。忿
懥恐惧,好乐忧患,皆得其正,此养心之法也。(《寿世
青编·卷上》)

{帮您解读}

一个人的心,是统领万种意识方法的总管,是
全身的主导者,是人体生死存亡的根本之所在,也
是产生善良与罪恶的本源。心与天地自然相通,是
神明(指一切思想意识和灵感)的主宰者,而人体是
否生病亦与心密切相关。

大凡一个念头在心中萌发,六识(佛家指眼识、
耳识、鼻识、舌识、身识、意识)流转于外界,若不趋
向于善良,就会使五脏颠倒,大病缠身。至于明达之
士则不同,心地纯真清澈,万种祸害就会消除。

老子说:"人的精神喜欢清爽,而心思会扰乱
它;人心喜欢宁静,而嗜欲会牵引他。倘能经常排除
嗜欲,心中自然安静;内心澄澈,神气就会清爽。自
然六种欲念不会产生,三毒(道家说人体有三种危
害因素,又叫三尸或三虫)也会消灭。"

孟子说:"养心的方法再没有比减少嗜欲更好的了。"因为一旦得了妄想病，即使是神仙也无法医治。心术很正的人，鬼神见了他也会害怕，这是养心与不养心所导致的不同后果。眼睛不乱看,耳朵不乱听,

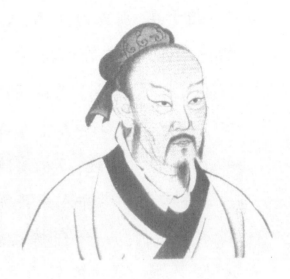

口中不乱讲,心中不乱想。贪利嗔怒与痴心爱恋,是非对错或他人与自己,全都不放在心上。未来的事不可抢先去迎接，当前所遇之事不可过于惊扰,对过去的事不可久记不忘。听其自然,顺应趋势,任其自动发展下去。愤怒与恐惧,欢乐与忧患,都能得到正当适度的对待,这就是良好的养心方法。

{专家点评}

本篇认为,心是整个人体生命的主宰,故养心对于健身长寿来说更是至关重要。该怎样养心呢?

其要点有三:一是居心要良善,不可有恶念,倘若"不趋于善,则五内颠倒,大病缠身"。二是保持良好的情志,力求安静乐观,心态平和,不可忧愁恼怒,亦不可惊慌恐惧。三是清心寡欲,不贪图名利,正如孟子所说:"养心莫善于寡欲。"倘能除去贪心和嗜欲,自然神清气爽,万祸消除。

养心对于老年人来说尤为重要,老人应力求做到如下几点:其一,保持良好的认知功能,对时间、地点、人物、事件能做出准确的判断和认识,不糊涂。其二,保持平和心态,要服老,不和年轻时比,也不与别人攀比,一切顺其自然。其三,保持心情愉快,防止发生抑郁症。应走出家门,多散心,多与人聊天,适度表达和释放不愉快的情绪,重新建立广泛的兴趣爱好。其四,人际关系融洽,乐于与人交往,宽以待人,乐于帮助别人,也热忱接受他人的帮助。其五,保持良好的社会适应能力,要多与外界环境接触,不断学习和增长新的知识,以便适应社会发展,适应新的生活方式。其六,保持健全的人格,以积极进取的态度对待人生,能正确评价自己和他人,能够听取的他人意见而不固执己见,这样自然就会受到他人的尊重。

(四)清心说

{名著选录}

夫既行运气功夫,又加以动功,再及静功,则胸膈舒泰,气血流行,宿疾沉疴为之顿去。但此心不清,或预料将来,或追悔以往,或为钱财,或为声色,或为意气,种种妄想,缠绵纠结,杂乱其心,则欲火内生,气血复乖,前功尽废矣。

病者于是时当自想曰:向者我病笃时,九死一生,几为尘下之土,无复立人间世矣。今幸得再生,此余生也。声色货利,皆身外之余物,至于意气争执,尤觉无谓。儿孙自有儿孙福,更无纤毫牵挂。一切世味,淡然漠然,但得自在逍遥,随缘度日足矣。即此却病之方,即此延年之药。

又曰:钱财所以养生,若贪取之,必致伤生。声色所以悦心,若过恋之,必致损身。意气所以自高,若争竞之,反取自辱。酒肉所以适口,若沉酗之,反能为害。故曰:酒色财气伤人物,多少英雄被他惑;若能打退四凶魔,便是九霄云外客。

又曰:一人之身,一国之象也。胸臆之间,犹宫府焉;肢体之位,犹郊境焉;骨节之分,犹四衢焉;血脉之道,犹百川焉。神犹君也,精犹臣也,气犹民也。故至人能理其身,犹人君能治其国。爱民安国,爱气全身;民敝国亡,气衰身谢。故善养生者,先除六害:一曰薄名位,二曰廉货财,三曰少色欲,四曰减滋味,五曰屏虚妄,六曰除嫉妒。如六者尚存,不能自禁,即道经空念,其如衰朽,安得挽乎?(《寿世青编·卷上》)

﹛帮您解读﹜

一个人已经注重运行气血和练功,又加上做动功,再练静功,胸膈之间就会舒适安泰,气血运行流畅,无论什么旧疾重病即可顿时除去。但此心如果不清静,或者预料将来会发生什么事,或者追悔以往经历过的事,或者为了钱财,或者为了声色,或者为了意气，各种各样的妄想，缠缠绵绵地纠结在一起，使其心杂乱纷扰，欲火随之内生，气血逆乱，那么前面所练的气功也就等于被废弃掉了。

病人在此时应当这样着想：以往我患重病时，已是九死一生，几乎就要埋入泥土之中，不能再立足在人世间了，现今复又获得了新生，这可说是多余的生命了。无论美声艳色与奇货财利，这些都是身外之物；至于计较高低长短的意气争执，更觉得无所谓。儿孙们各有自己的福气，没有丝毫牵挂的必要。对于人们不断追逐的世事兴味都很淡漠，只要能逍遥自在地生活和随时顺应机缘过日子，也就心满意足了。这就是消除疾病的方法，这就是延年益寿的药物。

又说：钱财本是用来养生的，如果贪婪地谋取钱财，必定会损伤生命。声色是借以愉悦人心的，倘若过于贪恋，必然招致损伤身体。讲义气本是为了抬高名声，若为此而竞相争斗，反而会自取污辱。酒肉本来是为了调适口味的，如果沉湎于酗醉，反而会造成危害。所以说:酒色财气会伤害人,不知有多少英雄好汉被迷惑;假若能打退这四个凶魔,便会成为九霄云外的神仙一类人物。

又说:一个人的身体,如同一个国家那样。胸臆之间,就好像宫殿城府;四肢分开,有如四周之郊区;血脉流经的通道,好像数以百计的河流。神好比君王,精好比臣子,气好比民众。所以通达事理的人调治身体,如同君王治理国家那样。爱护民众则能安定国家,珍惜元气则保全身体;老百姓受害则国家灭亡,元气衰败则身体凋谢。所以善于养生的人,首先要除六害:一叫淡泊名位,二叫廉洁而不贪取货财,三叫节制色欲,四叫减少滋味,五叫屏除虚妄之想,六叫除去嫉妒之心。如有六害存在,那么道经即养生经典之类的书就算白念了。面对不断衰朽的身体,又哪有办法挽救呢?

专家点评

本篇指出,要想强身健体,坚持操练动功与静功等气功术式固然很有益,但更为重要的是必须清心寡欲。怎样做到清心寡欲呢?如篇中所说:"故善养生者,先除六害:一曰薄名位,二曰廉货财,三曰少色欲,四曰减滋味,五曰屏虚妄,六曰除嫉妒。"倘能按照这六条去做,必定有利于身心健康,同时也很有利于延年益寿。

(五)养肝说

{名著选录}

夫肝者,魂之处也。其窍在目,其位在震,通于春风,主春升发动之令也。然木能动风,故《经》曰:"诸风掉眩,皆属于肝。"又曰:"阳气者,烦劳则张,精绝,辟积于夏,使人煎厥。"设气方升,而烦劳太过,则气张于外,精绝于内。春令邪辟之气,积久不散,至夏未痊,则火旺而真阴如煎,火炎而虚气逆上,故曰煎厥。

按《脉解论》曰:"肝气失治,善怒者,名曰煎厥。戒怒养阳,使生生之气,相生于无穷。"又曰:"大怒则形气绝,而血菀于上,使人薄厥菀结也。"怒气伤肝,肝为血海,怒则气上,气逆则绝。所以血菀上焦,相迫日薄,气逆曰厥。气血俱乱,故为薄厥。积于上者,势必厥而吐也。薄厥者,气血之多而盛者也。

所以肝藏血,血和则体泽,血衰则枯槁。故养肝之要,在乎戒忿,是摄生之第一法也。(《寿世青编·卷上》)

帮您解读

肝脏,是魂灵居藏的处所。它开窍于眼睛,其位置在震卦所代表的东方,与春风相通,主宰春气升发的时令。然而肝木变动则生风症,所以《内经》说:"各种风症出现震颤眩晕,都属于肝脏之病症。"又说:"人身阳气遇到烦劳之后会张扬亢盛,致使阴精耗绝,如果累积持续地发展下去,到了夏季就会使人煎厥(指内热消烁阴液而出现昏厥的病症)。"假若阳气刚刚升起,而又烦劳过度,则阳气扩张于外,阴精便耗绝于内。春天的邪辟之气,长久积聚而不发散,直到夏天尚未痊愈,就会使火气旺盛而真阴有如煎熬一般,火炎而虚气向上逆行,因而叫做煎厥。

据《脉解论》说:"肝气失于调治而喜欢发怒的,

名叫煎厥。应戒除嗔怒而调养阳气,使人体的生发之气能够无穷无尽地滋生。"又说:"大怒就会使人体阳气阻断,而血流淤积于上,使人郁结而昏厥。"怒气损伤肝脏,肝为藏血之海,暴怒时气往上逆行,气逆则阻绝,所以血流淤积在上焦。相逼迫就叫薄(此处的"薄"应释作迫),气逆行则称为厥。气血运行全都混乱了,所以会出现薄厥(突然昏倒)。气血淤积在上,势必出现昏厥呕吐。薄厥这一病症的出现,是由于气血郁阻而阳气过于亢盛所造成的。

所以说肝脏藏血,血气平和则形体润泽,血气衰弱则人体枯槁。因而保养肝脏的要诀,在于禁戒愤怒,这是摄生保养第一重要的方法。

专家点评

"怒伤肝",语出《黄帝内经素问》。大怒不止,则肝气上逆,血随气而上溢,可至面赤、气逆、头痛、眩晕,甚而出现吐血昏厥猝倒等病证。所以要想有效地保护好肝脏,就必须注重情志养生。首先应当戒除愤怒,务求保持愉悦平和的良好心态。《三国演义》中所描写的周瑜,就是因为经常大怒不止而导致早死的,应当引以为戒。本文对养肝颇有精辟论述,尤其是最后那几句话:"所以肝藏血,血和则体泽,血衰则枯槁,故养肝之要,在乎戒忿,是摄生之第一法也。"可谓一言打中要害,很值得人们牢牢记取。

(六)养脾说

｛名著选录｝

脾者,后天之本,人身之仓廪也。脾应中宫之土,土为万物之母。如婴儿初生,一日不再食则饥,七日不食,则肠胃涸绝而死。《经》曰:"安谷则昌,绝谷则亡。"盖谷气入胃,洒陈六腑,而气至和,调五脏而血生,而人资以为生者也。

然土恶湿而喜燥,饮不可过,过则湿而不健;食不可过,过则壅滞而难化,病由是生矣。故饮食所以养生,而贪嚼无厌,亦能害生。《物理论》曰:"谷气胜元气,其人肥而不寿。"养性之术,常令谷气少则病不生。

谷气且然,矧五味餍饫为五内害乎?甚而广搜珍异,争尚新奇,恐其性味良毒,与人脏腑宜忌,尤未可晓。故西方圣人,使我戒杀茹素,本无异道。人能戒杀则性慈而善念举,茹素则心清而肠胃厚。无嗔无贪,罔不由此。外考禽兽肉食,谷者宜人,不可不慎。(《寿世青编·卷上》)

〖帮您解读〗

脾脏是人出生之后得以资生的根本,是为人体提供营养物质的仓库。脾与五行中的土相配而居于中宫(腹的中部),土是生长万物的母体。比如婴儿刚刚出生,一天不吃两次奶就会饥饿,七天不吃奶就会干枯而死亡。《内经》说:"脾胃能接纳水谷就昌盛,断绝水谷便会死亡。"因谷气即营养物质进入胃中,还得分别传送到六腑,而谷气很平和,就能调养五脏而产生气血,人体才能借以维持生命。

然而脾土厌恶潮湿而喜欢干燥,故饮水不可过多,过多则湿浊重而脾不健运;进食不可太多,食物太多就会积滞壅堵而难以消化,疾病便会由此而生了。因为饮食是用来养生的,如果过度贪吃,也会损伤生命。晋代杨泉所撰《物理论》说:"谷气胜过体内元气,人体就会变得肥胖而寿命不长。"养生的原则和方法,应当经常保持谷气少则疾病不会发生。

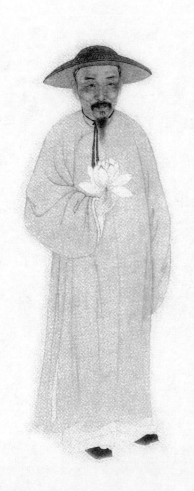

五谷之气尚且如此,何况是五味过饱给五脏带来的危害呢?有人甚至广泛搜罗山珍海味,争先崇尚新奇之物,恐怕有的性味有无毒害,是否与人体脏腑相宜,并未弄明白。所以西方佛祖让我们戒杀生而吃素食,与养生之道毫无违背。人若能戒除杀生,则性情慈爱而善良的意念就会产生,吃素食则内心清静恬淡可使肠胃健康。要想没有嗔怒和贪心,也必定由此而引起。应考虑将禽兽肉食屏除在外,而五谷等素食很适合于人体,不可不慎重对待此事。

{专家点评}

脾胃为后天之本，人体所需各种营养成分，全靠脾胃消化水谷来供给，故保护脾胃十分重要。怎样保护脾胃呢?关键是饮食要有节制，要少吃，不要多吃油腻;还要减少思虑，因为思虑太过则伤脾。本篇提倡戒杀生和吃素，确有其可取的一面;但从总的营养供应来说，最好是荤素搭配，少荤多素。这样既能保护脾胃，又有利于满足人体对各种营养成分的需要，归根结底是有利于人体健康的。

(七)养肺说

{名著选录}

肺者，脏之长也，心之华盖也。其藏魄，其主气，统领一身之气者也。《经》曰:"有所失亡，所求不得，则发肺鸣，鸣则肺热叶焦，充之则耐寒暑，伤之则百邪易侵，随事痿矣。"

故怒则气上，喜则气缓，悲则气消，恐则气下，惊则气乱，劳则气耗，思则气结。七情之害，皆气主之也。直养无害，而后得其所以浩然者，天地可塞，人之气与天地之气可一也。道气可配,人之气与天地之气可通也。先王以至日闭关,养其微也。慎言语,节饮食,防其耗也。(《寿世青编·卷上》)

{ **帮您解读** }

肺是五脏的首领, 也可以说是心脏的保护伞。它收藏魄,主持气的运行,统领全身之气。《医经》说:"人如果有失意之处,所追求之物得不到,肺就会发出不平之声, 肺气不平不舒便会产生肺热,而使肺叶焦枯。肺气充实才能耐受寒暑,肺气受伤则百邪容易侵犯,随后会出现肺痿症。"

所以人发怒时气就上逆,欢喜时气就和缓,悲哀时气就消沉,恐惧时气就下降,惊吓时气便紊乱,劳累时气便损耗,思虑时气便凝结。七情的危害,都是与气的主宰不可分的。直接坚持养气则无害处,然后就可得到浩然正气,这种正气可塞满天地,人体之气就可与天地之气统一起来。先天之气可以配合,人体之气与天地之气可以相通。先王在夏至和冬至日闭息(让呼吸细慢到最大限度)静坐,是在养微妙之气。要求做到减少说话，节制饮食，以便防止气的损耗。

〖专家点评〗

本篇专论养肺，认为肺主一身之气。所谓养肺，实际上就是养气，要养一身之浩然正气。养肺的关键在于调理好七情，不单是悲忧伤肺，喜怒惊恐等情绪过度同样伤肺。正如本篇所说："故怒则气上，喜则气缓，悲则气消，恐则气下，惊则气乱，劳则气耗，思则气结。七情之损，皆气主之也。"这就表明，七情太过都会损伤气，而损气就是损肺。为了有效地养肺，应注意以下几点：一是七情适度，心态平和，无论喜、怒、忧、思、悲、恐、惊，均不可太过；二是讲究呼吸、吐纳，多进行缓细深长的呼吸，常常推行龟息法，这对养气有直接的帮助；三是慎言语，说话不可过多；四是节制饮食。倘能注意上述几点，自然有利于养肺。

(八)养肾说

〖名著选录〗

肾者，先天之本，藏精与志之宅也。《仙经》曰：

"借问如何是玄牝,婴儿初生先两肾?"又曰:"玄牝之门,是为天地根。是故人未有此身,先生两肾。"

盖婴儿未成,先结胞胎,其象中空,一茎透起,形如莲蕊。一茎即脐带,莲蕊即两肾也,为五脏六腑之本,十二脉之根,呼吸之主,三焦之源。人资以为始,岂非天地之根乎?而命寓焉者,故又曰命门。天一生水,故曰坎水。

夫人欲念一起,炽若炎火,水火相克,则水热火寒,而灵台之焰,借此以灭矣。使水先枯涸,而木无所养,则肝病。火炎则土燥而脾败,脾败则肺金无资,咳嗽之症成矣。所谓五行受伤,大本已去,欲求长生,岂可得乎?

庄子曰:"人之大可畏者,衽席之间,不知戒者过也。"养生之要,首先寡欲。嗟乎,元气有限,情欲无穷。《内经》曰"以酒为浆,以妄为常,醉以入房,以欲竭其精",此当戒也。然人之有欲,如树之有蠹,蠹甚则木折,欲炽则身亡。《仙经》曰:"无劳尔形,无摇尔精,无使尔思虑营营,可以长生。"智者鉴之。(《寿

世青编·卷上》)

帮您解读

肾脏乃先天之本,是精与志所寄藏的处所。《仙经》说:"请问什么叫玄牝(指衍生万物的本原)？婴儿在未生之前为什么先有两肾？"又说:"玄牝是化生万物之门,是天地的根基;因此人体在未出生之前,首先生成了两肾。"

大概婴儿未形成之前,先结成胞胎,其内象空虚,有一根茎穿透胞胎,其形状像莲蕊。这个根茎就是脐带,莲蕊即两肾,成为五脏六腑的根本,十二经脉的总根,是呼吸的主宰,也是三焦的源头。人体借以开始生长,难道不算是天地之根吗？人的生命就寄居在此,所以又叫命门。如同天一星能生水,与八卦的坎卦相配而称为坎水。

人的性欲观念一旦产生,其炽热的程度就像燃烧的大火,水能克火,就会出现水热火寒之象,灵台(指心)之火焰,借此可以浇灭了。假若肾水已经枯竭干涸,而肝木无所滋养,肝脏就会生病了。心火上炎使脾土干燥而受到损害,脾脏被损害则肺金无以滋养,咳嗽的病症就形成了。所谓五行即五脏受到了损伤,人的根本亦已遭受致命的伤害,要想求得延年长寿,又哪有可能呢?

庄子说:"人生最为可怕的伤害,就存在于卧室的床榻上与枕席之间,不懂得禁戒情欲这一过错所造成的严重后果。"养生的要诀,首先在于减少色欲。哎呀,人的元气很有限,而人的情欲是无穷无尽的。《内经》说:"把酒当成一般浆水饮料,把胡作妄为当作正常,大醉以后过两性房室生活,用纵欲来竭耗阴精。"这些做法都是应当严加禁戒的。然而人有性欲,就像树木有蠹虫。蠹虫太多大树就会折断,情欲太炽烈身体就会败亡。《仙经》说:"不要劳累你的身体,不要耗损和动摇你的阴精,不要无休止地去思考营求,如此就可以长生。"这些话很值得认真加以借鉴啊!

{专家点评}

本篇专论养肾,肾为先天之本,一旦肾脏受到损伤,人的寿命就不长。保肾的关键在于节欲,正如篇中所说:"养生之要,首先寡欲。"尤其要反对"以酒为浆,以妄为常,醉以入房,以欲竭其精"。倘能做到"无劳尔形,无摇尔精,无使耳思虑营营",自然有利于保肾,也有利于健康长寿。

(九)修养余言

{名著选录}

保养之道无他,在乎平常饮食男女之间,能自节爱,即是省身修德。若恣肆无忌,即是过恶,潜滋暗长,甚则疾病应之。虽因风寒外感,或缘内伤七情,实由人违犯圣教,以致魂魄相离,精神失守,肌体空疏,百骸不遂,风寒邪气,得以中人。若有德者,虽处幽暗,不敢为非;虽居荣禄,不敢为恶。量体而衣,随分而食。虽富贵,不敢恣肆;虽贫贱,不敢强求。是以外无残暴,内无疾病也。盖心内澄,则真神守其位;气内定,则邪秽去其身。行欺诈,则神昏;行急竞,则神沮。轻侮于人,必减算;杀害于物,必伤年。行一善,则神魂欢;作一恶,则心气乱。人能宽泰自居,恬淡自守,则形神安静,灾病不生,福寿永昌,由兹伊始。

人之遘疾者始于心,忘其身而病生。继则过患其身,而病不去。忘身者,在康强时,不择味而饱,不择风而裸,不择时而色,不择醒而醉,不择里而趋,不择性而喜怒哀乐。故病乘吾所弗备,既至也悔无及。(《寿世青编·卷上》)

﹛帮您解读﹜

保养身体的原则和方法没有别的,在于日常饮食和男女之欲等几个方面。如果能够节制和自爱,即懂得保身修德的长寿之道。倘若任意放纵无度,就是错误和罪过。此种情况隐蔽地滋生暗长,到了一定的程度就会招致相应的疾病。患病虽说是由于外感风寒,或者因内伤七情,实际上是由于违反圣人教诲,乃至弄得魂魄相离,精神失于内守,肌体虚空疏松,周身百骸不能随意活动,风寒邪气因之乘虚而入,所以使人得病。若是修养很高的德行君子,即使置身于幽暗之处,也不敢为非作歹;就算身居荣华富贵的高官要职，亦不敢做罪恶之事。根据身材高矮大小穿衣服，并依食量大小进食。虽然处在富贵之中，却不敢任意放纵；即使处在贫贱之中，也不敢强行提出什么要求。因此外界不会有人用暴力来残害你，体内更不会有疾病发生。大概心内澄清，真神就能固守其位；正气稳定在内，邪气秽毒也会远离自身。行事欺诈，神志就会昏乱；行事急于竞争，精神就会沮丧。轻率地欺侮别人，必定减少自身生存期；随意杀害生命，必定损伤年寿。每做一件善事，则神魂欢乐愉悦；每做一件恶事，则心气败乱。为人胸怀宽泰自如地生活，恬淡无欲地自守，形体和精神就会安定宁静，灾害和疾病便不会发生，福气与寿命永远昌盛，这一切从此便开始了。

人所遇到的疾病，往往是从心思开始的，忘记了身体健康，疾病就会发生。继而又过于忧虑健康，而疾病无法除去。忘了身体的人，在康强之时，不选择五味是否得宜就饱食，不选择风力大小寒暖就裸身脱去衣服，不选择合适的时机便过性生活，不选择头脑是否清醒就饮酒大醉，不选择路途远近就去奔跑，不选择性情修养便任意喜怒哀乐。所以疾病会在乘其不备之时袭来，一旦已经得病，后悔也就来不及了。

〖专家点评〗

此篇名著原文较长，这里仅节录了其中的两个大段。其主旨仍是强调养生必先养心，必须高度重视思想品德与情志等方面的修养，否则养生难以取效。如说："若有德者，虽处幽暗，不敢为非；虽居荣禄，不敢为恶……虽富贵，不敢恣欲；虽贫贱，不敢强求。是以外无残暴，内无疾病也。盖心内澄，则真神守其位；气内定，则邪秽去其身。行欺诈，则神昏；行急竞，则神沮。轻侮于人，必减算；杀害于物，必伤年。行一善，则神魂欢；作一恶，则心气乱。人能宽泰自居，恬淡自守，则形神安静，灾病不生，福寿永昌，由兹伊始。"这段话可说对德行修养与情志养生作了极其精辟的概括。特别是其中所说"行一善，则神魂欢；作一恶，则心气乱"两句，更是值得人们永远铭记。全国各地的许多道德模范,世界各国的诸多慈善家,都将做好事或慈善事业视为人生最大的快乐;那些危害他人的坏人,最后都以害己告终,就恰恰印证了以上论述是非常正确的。

二 讲究饮食宜忌

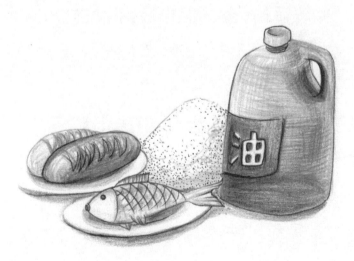

（一）食忌说

﹛名著选录﹜

太乙真人《七禁文》其六曰："美饮食，养胃气。"彭鹤林云："夫脾为脏，胃为腑，脾胃二气，互相表里。胃为水谷之海，主纳水谷。脾在中央，磨而消之，化为气血，以灌溉脏腑，荣养周身，所系最重。修养之士，不可不美其饮食以调之。所谓美者，非水陆毕具、异品珍馐之谓也。要在乎生冷勿食，粗硬勿食，勿强食，勿强饮。先饥而食，食不过饱；先渴而饮，饮不过多。"

孔子曰："食饐而餲，鱼馁而肉败，不食；色恶，不食；臭恶，不食；失饪，不食；不时，不食。"凡此者皆损胃气，非唯致疾，亦乃伤生。欲希长年，斯宜深戒。而奉老慈幼，与观颐者审之。（《寿世青编·卷上》）

﹛帮您解读﹜

古代道家太乙真人有一篇《七禁文》，其中第六禁说："美饮食，养胃气。"宋金时道士彭鹤林说："脾为脏，胃为腑，脾气与胃气，是互为表里的。胃为容纳食物的聚集之所,主司接纳水谷,脾脏居于中焦,磨碎和消化食物,变化成为气血,以便灌溉各个脏腑,给全身提供营养,其作用最为重要。凡讲究养生之道的人,不可不美其饮食以调和之。所谓美其食,并非水陆各种名贵产品全都具备,也不是专指异品珍馐。关键在于不吃生冷之食,不吃又粗又硬的东西,不可勉强进食,不要勉强饮水。当在饥饿之前进食,食不过饱;当在口渴之前饮水,饮水不要太多。"

孔子曰:"食物腐败变味变质,鱼、肉腐败,不吃;食物颜色丑恶难看,不吃;食物气味变坏难闻,不吃;食物失于烹饪,不吃;没有到达规定的进食时间,不吃。"凡属上述情况都会损伤胃气,

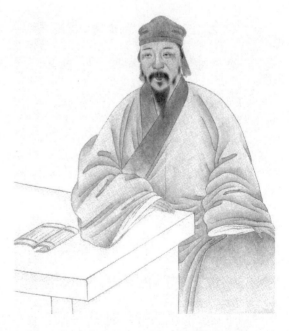

吃了不但会招致疾病,而且还会伤害生命。想要希求长寿的人,都宜深深地加以禁戒。而奉养老人与慈爱幼小,以及注重摄生颐养的人,都应当审慎地对待饮食问题。

{专家点评}

本篇专论饮食宜忌,文字虽然简短,却很值得人们关注。其中谈到要"美其饮食"以调和人体,并说:"所谓美者,非水陆毕具、异品珍馐之谓也。要在乎生冷勿食,粗硬勿食,勿强食,勿强饮。"就拿"生冷勿食"这一条来说,看似老生常谈,却很值得重视。据媒体披露,有人以"不生病的智慧"为题,东拼西凑地写了一本养生书,书中提倡"生吃泥鳅",结果导致100多人中毒住院,因而受到了公开点名批评。又据笔者所知,2008年有一群中年人士到东北某海滨城市搞窗友聚会,几个老同学在酒楼设海鲜席款待。由于海鲜大多半生不熟,其中带有细菌和病毒,当即有几个人食后不久便引起上呕下泄,随即送进医院及时进行了医治。内中有一位男士当时没有出现症状,待回到南方老家几天后开始突发重病,便被送往当地一家大医院救治,却是百治不愈。后来竟然转变成病毒性脑膜炎,几乎成了植物人,至今仍未痊愈。此事给人的教训是极其深刻的,更加值得引以为戒。享年103岁的国民党元老陈立夫先生曾撰文说,他始终坚持"物熟始食,水沸始饮"的原则,所以他一生很少生病。

(二)饮食以宜

﹛名著选录﹜

饮食之宜,当候已饥而进食,食不厌细嚼;仍候焦渴而引饮,饮不厌细呷。毋待饥甚而食,食勿过饱;时觉渴甚而饮,饮勿过多。

食不厌精细,饮不厌温热。五味毋令胜谷味,肉味毋令胜食气。食必先食热,后食冷。(《寿世青编·卷上》)

﹛帮您解读﹜

饮食要适宜,应等到已有饥饿感时再进食,吃饭不怕细嚼而越是细嚼慢咽越好;要等到有了口渴感才饮水,饮水不怕细呷而越是一小口一小口地吞咽越好。不要等到极度饥饿才进食,一次吃饭不可大饱;不要等到极度口渴才饮水,一次喝水也不可太多。

饮食不怕精细,饮水不怕温热。五味即各种菜肴不要胜过谷味(言副食不要超过主食),肉类不可胜过谷物与蔬菜。吃饭当先吃热食,后吃冷食。

{专家点评}

前篇主张先饥而食,先渴而饮;此篇又说当候已饥而食,焦渴而饮。前后互相矛盾,当以前说为是。至于本篇提倡"食不厌细嚼""食勿过饱""饮不厌细呷""饮不过多"等,则是十分可取的。

(三)斋说

{名著选录}

夫世之持斋,往往以斋之说为误,何也?茹素而已,不复知有斋之实事。意谓茹素可以弭灾集福,却病延年,则谬矣。

《玉华子》曰:"斋者,齐也。齐其心而洁其体也,岂仅茹素而已。"所谓齐心者,淡志寡营,轻得失,勤内省,远荤酒;洁其体者,不履邪径,不视恶色,不听淫声,不为物诱。入室闭户,烧香静坐,方可谓之斋也。诚能如是,则身中之神明自安,升降不碍,可以却病,可以长生,可以迪福弭罪。(《寿世青编·卷上》)

{帮您解读}

世上吃斋念佛的人,往往把"斋"的内涵理解错了。为什么呢?他们只把"斋"单纯理解为吃素,却不知道"斋"有多方面的实际内容。认为吃素会消除灾难而召集福气,可以却病延年,这就错了。

明代盛端明所撰《玉华子》一书说:"斋的意思就是齐,使人的心思齐一,而使人的身体洁净,哪里仅仅局限于吃素而已呢!"所谓心思齐一,是指志趣淡泊而少去经营名利世事,看轻得失,勤于内心反省,远离酒肉等荤食。所谓身体洁净,是指不走歪门邪道,不看可能招致罪恶的美色,不听淫秽之声,不被外物诱惑,进入内室紧闭门户,烧香静坐,这样才算真正做到了斋戒。诚然能够如此,则心中的神明(实指心理情志)自然安泰,进退升降均无障碍,可以除去疾病,可以长生延寿,可以增添福气而消除罪过。

〖专家点评〗

本篇认为,不能把佛家的斋戒单纯理解为吃素,还必须把吃素与注重思想品德修养、改变不良生活方式与搞好个人清洁卫生等紧密结合起来,只有既斋且戒,才能收到神明自安、却病延年乃至迪福弭罪的效果。

三　论起居调摄

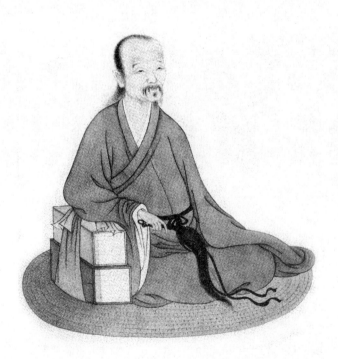

(一)居处宜忌说

╣名著选录╠

《保生要录》曰：人之家室，土厚水深，居之不疾。凡人居处，随其方所，皆欲土厚水深。土欲坚润而黄，水欲甘美而清。常坐之处，令其四面周密，勿令小有细隙，致风得入，人不易知，其伤人最重，初时不觉，久能中人。

夫风者，天地之气也，能生成万物，亦能损人，有正有邪故耳。初入腠理，渐至肌肤，内传经脉，达脏腑，传变即深，为患不小。故《素问》曰："夫上古圣人之教下民也，皆谓之虚邪贼风，避之有时。"又《养生书》云："避风如避箭。若盛暑所居，两头通屋，弄堂夹道，风回凉爽，其为害尤甚。养生者，当慎之。"（《寿世青编·卷上》）

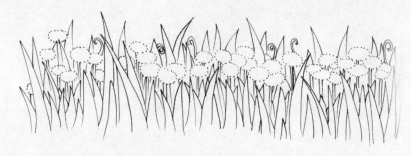

帮您解读

宋代蒲虔贯所撰《保生要录》说：人的住宅，应建造在土层深厚而地下水较深的地方，居住起来才不易生病。大凡人所居住之处，随便哪个方位，都要土层厚而地下水较深。土质坚硬润泽而呈黄色，水泉当甘美而又清澈。经常坐的地方，当使四面都很周密，不要留下细小的缝隙，致使风能钻入，坐的人不易发现。此风伤人最重，起初并不觉得，时间久了就能中伤人而致病。

风这东西，它是天地之间的气体，既能促使万物生长，也能伤害人，因为有正邪之分的缘故。风初起进入体表腠理，渐渐进入到肌肤，内传到经络血脉，再深入到脏腑，传变随即加深，所造成的危害非小。所以《黄帝内经素问》说：上古圣人在教育下民之时，凡属虚邪贼风，时时刻刻都要避开它。又如《养生书》说：避开风邪就要像躲避射来的弓箭那样。如酷热暑天所居住之处，两头通风的厅堂，连接居室的弄堂夹道，都有回风吹拂而很凉爽，切忌贪风纳凉。因为此种凉风所造成的危害更加厉害。注重养生的人,应当谨慎地予以对待。

专家点评

本篇引述《养生要录》等书之言,强调住宅必须选择"土厚水深"之处建造,土层厚而坚硬润泽,地下水很深,则所居房屋干爽而不潮湿,自然"居之不疾"。同时指出,凡虚邪贼风一定要避开,坐卧之处要严防风邪侵袭,即便在酷热盛夏季节,也不可贪风纳凉,否则容易在不知不觉中致病。这类论述至今仍很值得人们特别是老年朋友注意。

(二)睡诀

名著选录

西山蔡季通云:"睡侧而屈,觉正而伸,早晚以时,先睡心,后睡眼。"朱晦庵谓"未发之妙"。

《千金方》云:"半醉酒,独自宿,软枕头,暖盖足,能息心,自瞑目。"

陆平泉云:"每夜欲睡,必走千步始寝。"

《论语》曰:"食不语,寝不言。"寝卧不得多言笑。五脏如钟磬,不悬则不可发声。

伏气有三种眠法:病龙眠,屈其膝也;寒猿眠,抱其膝也;龟鹤眠,踵其膝也。(《寿世青编·卷上》)

{帮您解读}

南宋蔡元定(字季通)说:"睡觉当侧身屈膝而卧,睡醒后要伸直两腿正面仰卧。无论早上起床和晚上就寝都应定时,当先做到心睡,然后做到眼睡。"朱熹将此说称之为"未发之妙"(即前人不曾发挥过的妙理)。

唐代孙思邈在《千金方》中说:"喝酒只到半醉,独自卧床休息,枕头要柔软,双足要盖得温暖,心中要宁静安息,很自然地紧闭双眼。"

陆平泉说:"每夜想要睡觉时,必定先行走一千步之后再睡。"

《论语》说:"吃饭时不说话,睡眠时不要言语。"寝卧以后不可多言谈嬉笑。五脏就像钟磬那样,不悬挂起来就不能发声。

道家讲究伏气有三种睡眠方法:一叫病龙眠,

就是屈膝而卧；二叫寒猿眠，就是抱住双膝睡卧；三叫龟鹤眠，就是两膝一在前一在后相随弯曲成弓形而卧。

〖专家点评〗

本篇主要摘引了前人有关睡眠要诀的论述，内容包括睡眠方法、睡姿、睡前准备、睡后注意事项等。强调睡眠要定时，就寝后内心要高度入静，不可言笑，不可胡思乱想，不可处于兴奋状态，应当一心一意，安安稳稳地思睡。这些都是很可取的，具有较高的参考价值。

(三)四时摄生篇

〖名著选录〗

凡人在气交之中，呼吸出入，皆接天地之气。故风寒暑湿，四时之暴戾，偶一中人，壮者气行自愈，怯者则留而为病。宜随时加摄，使阴阳中度，是谓先几防于未病。

春月阳气闭藏于冬者，渐发于外，故宜发散以畅阳气。《内经》曰："春三月，此谓发陈。天地以生，万物以荣,夜卧早起,广步于庭,被发缓形,以使志生。生而勿杀,予而勿夺,赏而勿罚。此春气之应,养生之道也。逆之则伤肝,夏为寒变。"故人当二月以来,摘取东引桃枝并叶各一握,水三碗,煎取二碗,空心服之,即吐却胸膈痰饮宿热。春深稍宜和平将息,棉衣晚脱,不可令背寒,寒即伤肺,鼻塞咳嗽。如觉热则去之,冷则加之,加减俱要在早起之时;若于食后日中,防恐感冒风寒。春不可衣薄,令人伤寒霍乱,消渴头痛。春冻未泮,衣欲下厚而上薄。

夏三月,人身阳气发外,伏阴在内,是精神疏泄之时,特忌下痢以泄阴气。《内经》曰:"夏三月,此谓蕃秀。天地气交,万物华实,夜卧早起,无厌于日。使志无怒,使英华成实,使气得泄,若所爱在外。此夏气之应,养长之道也。逆之则伤心,秋为痎疟。"故人常宜宴后静坐,节减饮食嗜欲,调和心志。此时心旺肾衰,精化为水,至秋乃凝,尤须保啬,以固阴气。常宜食热物,使腹温暖。如爪果、生冷、冷水、冷汤、豆粉、蜂蜜,尤不可食,食多秋时必患疟痢。勿以冷水沐浴，并浴面及背，使人得虚热、目病、筋脉厥逆、霍乱、阴黄等疾。勿当风卧，勿眠中令人扇，汗出毛孔开，风邪易入；犯之患风痹不仁，手足不遂，言语蹇涩。年壮或不即病，已种病矣；气衰者，未有不桴鼓相应者。酒后尤当禁之。

秋三月，阳气当敛，不宜吐及发汗，犯之令人脏腑消烁。《内经》曰："秋三月，此谓容平。天气以急，地气以明，早卧早起，与鸡俱兴，使志安宁，以缓秋刑。收敛神气，使秋气平，无外其志，使肺气清。此秋气之应，养收之道也。逆之则伤肺，冬为飧泄。"若知夏时多食瓜果凉物，宜以童便二碗，大腹槟榔五枚，细切，水煎八分，生姜汁一分，和雪水三分，作两早空服。泻两三行，一夏所食冷物，及膀胱宿水，悉为驱逐，不能为患。虽老年者亦宜服。如小心加慎饮食者，可不必也。泻后以薤白粥同羊肾空心服之，胜于补剂。

冬三月，天地闭，气血藏，伏阳在内，心膈多热，切忌发汗以泄阳气。《内经》曰："冬三月，谓之闭藏。

水冰地坼,无扰乎阳。早卧晚起,必待日光,使志若伏若匿,若有私意,若已有得,去寒就温,无泄皮肤,使气亟夺。此冬气之应,养藏之道也。逆之则伤肾,春为痿厥。"故人当服浸酒药以迎阳气。虽然,亦不可过暖,棉衣当晚着,使渐渐加厚。即大冷不宜向火烘炙,恐损目,且手足心能引火入内,令人心脏燥,血液耗。衣服亦不太炙。冬月天寒,阳气内藏,若加以炙衣、重裘,向火醉酒,则阳太盛矣。如遇春寒,闭塞之久,不与发散,至春夏之交,阴气既入,不能摄运阳气,致有时行热症,甚而谵妄狂越,皆由冬月不善保阴之故。务宜自爱,寒热适中,此为至要,乃摄生之大法也。(《寿世青编·卷上》)

{帮您解读}

大凡人都生活在气体的交换之中,呼出浊气而吸入清气,都是与天地之气互相交通衔接的。所以风寒暑湿,四季的暴戾致害之气,一旦侵犯人体,健壮者正气较强尚能自行痊愈,怯弱者则邪气留驻而生病。应当随时随地加以调摄,使人体阴阳平衡,这就叫有先见之明而能在事前予以预防。

　　春天因冬季阳气闭藏,而渐渐发散于外,所以应当促进发散而使阳气畅通。《黄帝内经素问》说:"春季三个月,这叫推陈出新的季节,天地充满生气,万物生长繁荣,可晚睡早起,在庭院四周广为散步,披开头发(古人平时皆束发)而舒缓形体,使心志自然发生。珍惜一切生命而不杀伐,只给予而不夺取,只奖励而不惩罚。这就顺应了春天的生发之气,是合乎养生之道的。违逆它就会损伤肝气,到夏天可能发生寒性病变。"所以人们从(农历)二月以来,可摘取桃树向东延伸的枝条和叶子各一把,用水三碗,煎取二碗,空腹加以饮服,可吐出胸膈之间的痰饮和宿热。春深时当平和地调养将息,棉衣待晚些时候再脱去,不可使背部受寒。背寒即伤肺,会发生鼻塞和咳嗽。如觉得热即脱去,感到冷则加上,加减衣服都宜在早上;如果在饭后或中午增减衣服,当谨防风寒感冒。春天衣衫不可太单薄,否则使人易患伤寒、霍乱、消渴、头痛等病症。在春天冰冻尚未化解之时,衣服宜下身厚而上身可稍薄一点。

　　夏季三个月,人体阳气发散在外,阴气伏藏在内,是人体精神疏散外泄之时,最怕下痢而外泄阴气。《黄帝内经素问》说:"夏季三个月,是万物最为繁茂秀丽的季节。天气与地气互相交会,万物开花结果,人们应当晚睡早起,不要厌恶日光照射。要使人的意志和畅而不恼怒,让万物的花朵都结成果实,使体内的阳气能够发泄,就好像心爱之物全在外面那样。这就算顺应了夏气,是合乎保养和生长之道的。如果违背了它就会损伤心脏,秋天容易发生疟疾。"所以应当经常在饭后静坐休息,节减饮食和嗜欲,调和好心态与情志。此时心气旺盛而肾气衰弱,精化为水,到了秋天才凝结,尤其要注意保养爱护,使精气巩固而不外泄。当常吃热食,使腹部保持温暖。诸如瓜果、生冷、冰水、冷汤、豆粉、蜂蜜,尤其不可食用,吃多了到秋天必然会患疟疾、痢疾。不要用冷水沐浴,以及洗脸和背部,否则易患虚热、眼病、筋脉痛、厥逆、霍乱、阴黄(黄疸之一)等病。不要躺卧,不要在睡眠中扇风。汗出毛孔张开,风邪容易侵入。违反这一点易患风痹而麻木不仁,手足不能随意活动,言语困难。年轻力壮者也许不会立即生病,却已种下了病根;气血衰弱之人,没有不像鼓槌击鼓发声相应那样马上生病的。醉酒之后尤其要防止被风吹。

秋季三个月,阳气该收敛,不宜催吐及发汗,违反了会使人脏腑消烁。《黄帝内经素问》说:"秋季三个月,这叫容平(万物成熟平和)。天高风急,地气清肃,当早睡早起,与鸣叫的公鸡同时起床,使意志安宁,以便缓解秋刑(即秋天肃杀之气对人体的影响),收敛神气,使肺气清爽。这就是顺应秋季特点,保养人体收敛的方法。如果违背了它就会损伤肺脏,届时会患完谷不化的泄泻病。"倘若知道夏天吃瓜果等生冷之食太多,就应取童便两碗,大腹槟榔五枚,细细切碎,用水煎取汤液八分,加一分生姜汁,和上三分雪水,分作两次早晚空腹服下,泄泻两三次,便可使整个夏季所食冷物及膀胱中的宿尿等,全都被驱逐而排除掉,也就不会再成为病患了。即使是老年人也同样适宜于如此服用。如果是一贯小心谨慎地对待饮食的,就不必这么服用了。待泄完之后,可用薤白粥与羊肾一起,空腹服下,其效果更是胜过补剂。

　　冬季三个月,天地互相闭合,气血收藏,阳气潜伏于体内,胸膈多热,切忌发汗以外泄阳气。《黄帝内经素问》说:"冬季三个月,是万物潜伏闭藏的季节。水结成冰而大地开坼,不要扰动阳气。当早睡晚起,要等日出大亮之时才起床。使意志如同潜伏藏匿一般,像有私爱,像已有所获,离开寒冷而靠近温暖,不要让皮肤发泄(出汗),使阳气受到损失。这就是顺应冬季特点,保养和闭藏阳气的方法。违背了它就会损伤肾脏,到了春天会发生脚弱无力的痿厥症。"所以冬天应当服食药酒以扶助阳气。虽然如此,亦不可过暖,棉衣应晚些时候穿,衣服只宜渐渐加厚,即使是大冷天也不宜烤火,恐怕损伤眼睛,况且手足心能将火气引入体内,使人心中感到燥热,耗损血液。衣服亦不宜经常用火烘烤。冬季天气寒冷，阳气潜藏于内，若加上用火烤过的衣服，套上厚重的皮衣，又到火边饮酒，阳气也就太过于旺盛了。若遇到了春寒，阳气闭塞得很久，不能令其发散，到了春夏之交，阴气进入体内后，不能调摄和运送阳气，就可能发生时令性的温热病，甚至会发高烧而说胡话，都是由于冬季不善于养阴所致。务必要好好爱惜自己，寒热当适度，这是最为重要的，乃摄生保养的根本方法。

﹛专家点评﹜

本篇摘引了《黄帝内经素问·四气调神大论》的几段至理名言，对人体如何顺应四季气候变化的规律进行摄生保养作了精辟论述。人们在起居作息等各个方面，应当考虑春温、夏暑、秋凉、冬寒，春生、夏长、秋收、冬藏等的不同特点，做出相应的调整，以便预防疾病（特别是季节性的流行病），确保健康。如春三月当夜卧早起，广步于庭，放松身体，心态豁达；夏三月当夜卧早起，无厌于日，使志无怒，使阳气发泄;秋三月当早卧早起,与鸡俱兴,使志安宁,收敛神气;冬三月当早卧晚起,必待日光,要敛藏阳气,不可外泄。诸如此类的论述,对于顺应四季阴阳变化的特点进行摄生保养很有指导意义,至今仍很值得重视。

(四)十二时无病法

{名著选录}

洁一室,穴南牖,八窗通明,勿多陈列玩器,引乱心目。设广榻长几各一,笔砚楚楚;旁设小几一,挂字画一幅频换。几上置得意书一二部,古帖一本,香炉一,茶具全。心目间常要一尘不染。

丑寅时:精气发生之候,勿浓睡。拥衾坐床,呵气一二口,以出浊气。将两手搓热,擦鼻两旁,及熨两目五七遍。更将两耳揉卷,向前后五七遍。以两手抱脑,手心恰掩两耳,用食指弹中指,击脑后各二十四。左右耸身,舒臂作开弓势五七遍,后以两股伸缩五七遍。叩齿七七数,漱津满口,以意送下丹田,作三口咽,清五脏火少息。

卯时:见晨光,量寒温穿衣服,起坐明窗下,进百滚汤一瓯,勿饮茶。栉发百下,使疏风散火,明目去脑热。盥漱毕,早宜粥,宜淡素,饱摩腹,徐行五六十步,取酒一壶,放案头,如出门,先饮一二杯。昔有三人,皆冒重雾行,一病一死一无恙。或问故,无恙者曰:"我饮酒,病者食,死者空腹。"以是知酒力避邪最佳。不出门或倦,则浮白以养真气。

辰巳二时,或课儿业,或理家政,就事欢然,勿以小故动气。杖入园林,督园丁种植蔬果,芟草灌花莳药。归来入室,闭目定神,咽津约十数口。盖亥子以来,真气至,巳午而微,宜用调息以养之。

午时:午餐量腹而入,食宜美。美非水陆毕具异品殊珍。柳公度年八十九,尝语人曰:"我不以脾胃熟生物,暖冷物,软硬物。"不生、不冷、不硬,美也。又勿强食,当饥而食,食勿过饱。食毕起行百步,摩腹,又转手摩肾堂令热,使水土运动。汲水煎茶,饮适可,勿过多。

未时:就书案,或读快书,怡悦神气;或吟五诗,畅发悠情。或知己叙谈,勿及闱,勿及权势,勿臧否人物,勿争辩是非,当持寡言养气之法。或共知己闲行百余步,不衫不履,颓然自放,勿以劳苦徇礼节。

申时:点心用粉面一二物,或果品一二物;弄笔临古帖,抚古琴,倦即止。

酉时:宜晚餐勿迟,量饥饱勿过,小饮勿醉,陶然而已。《千金方》云:"半醉酒,独自宿,软枕头,暖盖足。"此言最有味。课子孙一日程,如法即止,勿苛。

戌时:篝灯,热汤濯足,降火除湿,冷茶漱口,涤一日饮食之毒。默坐。日间看书,得意处复取阅之,勿多阅,多伤目。亦勿多思。郑汉奉曰:"思虑之害,甚于酒色。思虑多则心火上炎,火炎则肾水下涸,心肾不交,人理绝矣。"故少思以宁心,更阑方就寝。涌泉二穴,精气所生之地,寝时宜擦千遍。榻前宜烧苍术诸香,以辟秽气及诸不祥。

亥子时:安睡以培元气,身心欲侧,屈上一足。先睡心,后睡眼,勿想过去、未来、人我等事。唯以一

善为念,则怪梦不生。如此御气调神,方为自爱其宝。(《寿世青编·卷上》)

}帮您解读{

准备一间干净的房子,南面开窗户,八个窗子都通明透亮,不要过多地陈设古玩器物,以免扰乱人的眼目与心神。室内设宽广长大的床铺和茶几各一个,笔砚摆得整整齐齐。旁边摆个小几,墙上挂一幅可经常更换的字画。茶几上放置心爱的书一两部,古字帖一本,香炉一个,茶具齐全,心目中始终保持一尘不染的高洁状态。

丑寅时(1—5时):这是人的精气生发之时,不要沉睡。应披着被子坐在床上,呵气一两口,以便排出浊气。把两手搓热,先摩擦鼻子两旁,再热熨双眼三十五遍。接着将两耳加以揉卷,向前向后各揉卷三十五遍。两手抱住后脑,手心恰好掩盖住双耳,用食指弹击中指,击打脑后各二十四次。左右耸动身子,舒展两臂作开弓姿势三十五遍,又将两条大腿一齐伸缩三十五遍。叩齿四十九次,漱出津液满口,用意念送下丹田,分作三口咽下,可清除五脏之火,并可减少呼吸次数。

卯时(5—7 时):此时可见晨光,要根据气候的寒暖选择适当的衣服,起床后坐在明窗之下,进食百滚汤(即白开水)一大杯,不要饮茶。梳头一百下,可以疏风散火,明目而去脑热。盥漱完毕之后,当早些时间吃粥,宜清淡素净,饱后按摩腹部,徐徐行走五六十步。取酒一壶,放置在案头,如果出门,先饮上一两杯。以往有三个人,同为早起冒着浓雾行走在途中,结果一个病了,一个死了,一个却安然无恙。有人询问其中的缘故,安然无恙的人回答说:"我出门前喝了酒,生病的那个行前吃了饭,死了的那一个则是空腹出行。"因此知道酒力最能避邪。不出门或疲倦之时,可适量饮酒以养真气。

辰巳二时(7—11 时):可以教小儿读书,或者处理家务,做事要欢乐,不可因小事而恼怒生气。挂杖进入园林,督促园丁种植蔬果,除去杂草,浇灌花木,栽种药用植物。归来之后进入内室,闭目定神,吞咽津液十几口。大约从亥时和子时起真气开始到来,直至巳时和午时变得衰微,当用调和呼吸的方法来加以保养。

午时(11—13时):午餐根据饭量大小进食,食物宜美。所谓美食,并非要求水陆所产各种奇特的珍馐异品齐备。唐代养生家柳公度八十九岁时,曾告诉别人说:"我不用脾胃来使生食变熟食,使冷食变热食,使坚硬的食物变得柔软。"凡食物不生、不冷、不硬,就可以称得上是美食。又不要勉强进食,当感到饥饿之时才进食,食不过饱。吃完后起身行走百步,按摩肚腹并转手抚摩腰肾部位,使之发热,让水土二脏(肾与脾)都能得到运动。汲水煮沸泡茶,适量饮用,不可过多。

未时(13—15时):靠近书案,或阅读快意的书,使精神愉悦;或吟读五言古诗,畅发悠闲自在的感想与情怀。或与知己朋友偶然聚会攀谈,不要谈闺阃之内的事(即有关妇女与房室之事),不要谈荣华权势,不要褒贬人物,不要争辩是非,坚持少言寡语的养气方法。或与知己朋友一道共同自由行走百余步,不穿正规的衣服鞋子,随意放松,不必劳苦地拘泥于各种礼节。

申时(15—17时):可稍微吃些点心,用米、麦粉面一二物制成,或者食用一两种果品。其后用毛笔着墨临帖,抚弹古琴,可以消除疲倦。

酉时(17—19时):宜吃晚饭而不可太迟,当饥饱适度而不可太过,酒宜小饮而不可大醉,喝到乐然陶然即可。《千金方》说:"半醉酒,独自宿,软枕头,暖盖足。"这话最有意味。凡教子孙读书一天的课程当适可而止,不可过于苛刻。

戌时(19—21时):点上灯火,烧些热水洗脚,可以降火去湿。用冷茶水漱口,可将口腔中的秽毒物质除去。默默地静坐。白天读书时,发现有满意之处可复看,不要多阅,多看则损伤视力。亦不可过多思考。郑汉奉说:"思虑太多之害,比酒色还厉害。思虑过多则心火上炎,心火上炎则肾水下涸,心肾二者不交,人的生理就断绝了。"因此应当减少思虑而使内心宁静,要等夜深才就寝睡卧。两足心之涌泉穴,乃精气所生之处,寝卧时宜用手指按摩上千遍。床前可焚烧苍术等芳香药,以便排除秽毒和各种不祥之气。

亥子时(21—1 时):安稳地沉睡以培补元气,必侧身而卧,弯曲一只脚。先睡心,后睡眼,不要思考过去、未来、人家和自己等各种事务,心中唯有善良的念想,鬼怪噩梦自然不会产生。倘能这样调养神气,才算得上是真正爱护宝贵的身体。

﹛专家点评﹜

本篇虽以"十二时无病法"为题,实质上是对一天 24 小时的起居作息作了具体细致的安排,认为依此而行有利于健身防病。篇中强调按时起床,按时餐饮,按时劳作、学习,按时休息、睡眠,一句话,起居作息必须有规律。其中尤以早晨按时起床和晚上按时就寝两条,更加值得人们注意。如说卯时(5—7 时)当量寒温穿衣起床,进百滚汤即热开水一瓯,梳头发一百下,盥洗完毕之后,进白粥,然后摩腹散步。凡外出办事，一定要先吃好早餐，切忌空腹外出办事。这一条无疑是十分可取的。又如说：亥子时(21—1时)应做到"安睡以培元气，身心欲侧，屈上一足。先睡心，后睡眼，勿想过去、未来、人我等事，唯以一善为念，则怪梦不生"。这一条同样很可取，无论对保证充足的睡眠或提高睡眠质量来说，均很有参考价值。至于提倡丑寅时(1—5时)叩齿练功，则不大可取，此时当以确保安卧熟睡为好。

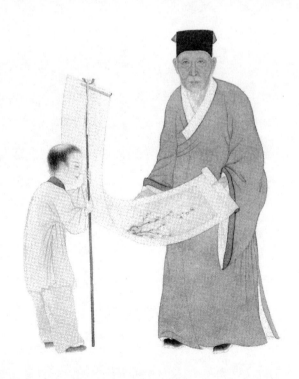

四　论健身功法

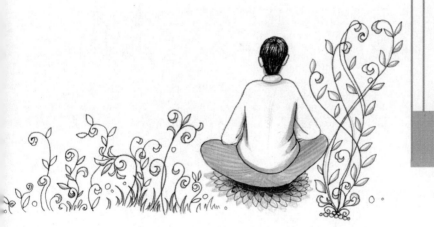

（一）十二段动功

﹛名著选录﹜

叩齿一：齿为筋骨之余，常宜叩击，使筋骨活动，心神清爽。每次叩击三十六次。

咽津二：将舌舐上腭，久则津生满口，便当咽之。咽下咽然有声，使灌溉五脏，降火甚捷。咽数以多为妙。

浴面三：将两手自相摩热，覆面擦之，如浴面之状，则须发不白。即开冠鬓不斑之法，颜如童矣。

鸣天鼓四：将两手掌掩两耳窍，先以第二指压中指，弹脑后骨上，左右各二十四次。去头脑疾。

运膏肓五：此穴在背上第四椎下脊两旁各三寸，药力所不到。将两肩扭转二七（十四）次，治一身诸疾。

托天六：以两手握拳，以鼻收气运至泥丸（即头部的泥丸宫，也叫上丹田），即向天托起，随放左右膝上，每行三次，去胸腹中邪气。

左右开弓七：此法要闭气，将左手伸直，右手作攀弓状,以两目看右手,左右各三次。泻三焦火,可以去臂腋风邪积气。

摩丹田八:法将左手托肾囊(阴囊),右手摩丹田三十六次,然后左手转换如前法。暖肾补精。

擦内肾穴九:此法要闭气,将两手搓热,向背后擦肾堂(指背部肾俞穴),及近脊命门穴,左右各三十六次。

擦涌泉穴十:法用左手把住左脚,以右手擦左脚心,左右交换,各三十六次。

摩夹脊穴十一:此穴在背俞之下,肛门之上,统会一身之气血。运之大有益,并可疗痔。

洒腿十二:足不运则气血不和,行走不能爽快,须将左足立定,右足提起,共七次,左右交换如前。

右(上)十二段,乃运导按摩之法,古圣相传,却病延年,明白显易,尽人可行。《庄子》曰:"呼吸吐纳,熊经鸟伸,为寿而已矣。此导引之士,养形之人,彭祖寿考者之所好也。"由是传之至今,其法自修养家书及医经所载,种数颇多。又节取要约切近者十六则,合前十二段参之,各法大概备矣。

凡行功,每于子后寅前,此时气清腹虚,行之有效。先须两目垂帘(处于半闭目状态),披衣端坐,两手握固跌坐(盘腿而坐),当以左足后跟,曲顶肾茎(阴茎)根下动处,不令精窍漏泄耳。两手当屈两大指抵食指根,余四指捻定大指,是为两手握固,然后叩齿三十通,即以两手抱项,左右宛转二十四次(此可去两胁积聚之邪)。

复以两手相叉,虚空托天,反手按顶二十四(此可除胸膈间病)。

复以两手心掩两耳,却以第二指弹脑后枕骨二十四(此可除风信邪气)。

复以两手相捉,按左膝左捩(扭转)身,按右膝右捩身,各二十四(此可去肝家风邪)。

复以两手一向前,一向后,如挽五石(古代十斗为一石,若换算成重量,每石至少在 100 斤以上)弓状二十四次(此可去臂肢积邪)。

复大坐展两手扭项,左右反顾,肩膊随二十四次(此可去脾胃积邪)。

　　复以两手握固,并拄两肋,摆撼两肩二十四(此可去腰肋间之风邪)。

　　复以两手交捶臂及膊,反捶背上连腰股各十四(此可去四肢胸臆之邪)。

　　复大坐斜身偏倚,两手齐向上,如排天状二十四(此可去肺家积聚之邪)。

　　复大坐伸足,以两手向前,低头扳足十二次,却钩所伸足屈在膝上,按摩二十四(此可去心包络间邪气)。

　　复以两手据地,缩身曲脊,向上十二举(此可去心肝二经积气)。

　　复以起立据床,拔身向背后视,左右各二十四(此可去肾间风邪)。

　　复起立前行,两手握固,左足前踏,左手摆向前,右手摆向后。右足前踏,右手摆向前,左手摆向后二十四。(此可去两肩俞之邪)。

　　复以两手向背上相捉,低身徐徐宛转二十四

(此可去两肋之邪)。

复以足相扭而行,前进十数步,后退十数步;复高坐伸足,将两足扭向内,复扭向外,各二十四(此两条可去两膝两足间风邪)。

行此十六节讫,复端坐垂帘(指眼帘即眼睑),握固冥心,以舌舐上腭,搅取华池神水(口中津液),漱三十六次,作咽咽声咽下。复闭气,想丹田之火自下而上,遍烧身体内外,蒸热乃止。

愚(尤乘自指)按:老子导引四十二势,婆罗门(古印度)十二势,赤松子(传说中的古代养生家)十八势,钟离(唐代钟离权)八势,胡见素(唐代胡愔)五脏导引法十二势,在诸法中颇为妙解。然撮其功要,不过如此。学者能日行一二遍,久久体健,身不复疲倦矣。(《寿世青编·卷上》)

{专家点评}

本篇文字较为平易好懂,故不作语译;遇有个别难词,则随文用括号加注。篇中对多种气功术式作了介绍,先讲十二种动功,再谈十六种功法,共计介绍了二十八种常用动功术式。所谓气功,实际上就是医疗体操,属体育疗法之一,系由古代所说的"呼吸吐纳,熊经鸟伸"发展而来,有坐、卧、站等各种不同的姿势。经近年的实践和研究,初步认为专心用功,采取调息意守等方法,调整呼吸之气,使其逐步达到缓、细、深、长,从而使大脑皮层得以发挥其对机体内部的主导调节作用。于是血中含氧量增加,进而促进全身气机的畅通,加强肠胃消化功能和全身物质代谢,达到疏通经络、调和气血阴阳、保健强身以及防治疾病之目的。练功的方式很多,较常见的有放松功、内养功等,并有动功与静功之分。尤乘所介绍的二十八种功法,大多具有强身健体或帮助预防疾病的作用,因而具有较高的参考价值。

(二)静功六字却病法

{名著选录}

嘘应肝,春行之,肝病行之。

呵应心,夏行之,心病行之。

呼应脾,四季行之,脾病行之。

呬应肺,秋季行之,肺病行之。

吹应肾,冬季行之,肾病行之。

嘻应三焦,热病行之。

右(上)六字诀,《道藏·玉轴经》云:言世人五脏六腑之气,因五味熏灼,又被七情六欲所乱,积久成患,以致百骸受病。故太上(即老子)悯之,以六字气诀,治五脏六腑之病。其法行时宜静室中,暖帐厚褥,盘足跌坐,将前动功,略行一次。初学静功,恐血脉不利,故先行动功,后及静功。若七日后,不必行动功。行动功毕,即闭固耳目口齿,存想吾身。要身似冰壶,心如秋月。良久待其呼吸和,血脉定,然后口中微放浊气一二口,然后照前节令行之。

假如春月,须低声念"嘘"字,不可令耳闻,闻气即粗,粗恐气泄耳。放"嘘"字气尽,即以鼻收清气,入于本经,仍及丹田。一收一放,各二十四,或三十六。余仿此,乃时令运行之常道也。

假如秋月,患目疾,应乎肝,当行"嘘"字。又如春患虚黄,当行"呼"字,此乃权变应病之法。

独肺部之疾,肺本主气,不得行此法。宜专行咽津功夫,降火甚捷。

凡修此道,须择子日子时,起首二十七日为期。如耳聋虚劳鼓胀之症,顿然自愈。行之既久,腹中自闻漉漉有声,内视自有一种景象,百病除而精神充矣。至于炼精化气,炼气化神,炼神还虚,则又向上功夫,兹不具述。(《寿世青编·卷上》)

{专家点评}

本篇同样不作语译。上篇专论动功,介绍了诸多动作术式;本篇则专论静功,着重论述了呼吸吐纳的六字功法。呼吸吐纳讲究嘘、呵、呼、呬、吹、嘻六字要诀,用鼻吸气,用口呼气,呼气时当分别默念上述六字,但不能发出声音来。呼吸贵在细微而缓慢深长,但呼气更比吸气深长。这是练静功所必须掌握的。从健身防病的实际需要出发,应当既练动功,又练静功,做到动静结合,方能收到良好效果。气功实为健身防病的医疗体操,一点也不神秘。然而有的人打着某某著名气功师的旗号,故意把气功

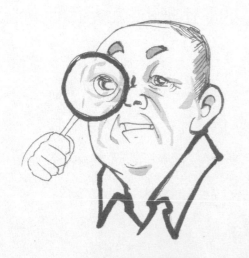

加以神化，说什么练功可望成仙、成佛，诱使他人入其彀中，或者骗取钱财，或者形成新的黑恶势力,或者另有其他图谋,人们特别是老年朋友，千万不可轻信，谨防受骗上当。

(三)四季却病六字诀

﹛名著选录﹜

春嘘明目大扶肝,夏至呵心火自阑(尽)；

秋呬定知金肺润,冬吹唯令肾中安。

三焦嘻却除烦热,四季常呼脾化餐。

切忌出声闻口耳,其功尤胜保神丹。(《寿世青编·卷上》)

﹛专家点评﹜

此一歌诀表明,四季坚持行六字静功,对五脏和三焦均很有补益作用。而五脏强健则自然有利于防病。此歌可与上一歌诀互相对照参阅。

(四)调息

名著选录

调息一法,贯彻三教(指儒、道、佛),大之可以入道,小用亦可以养生,静功之最上一乘法也。

调息之法,不拘时候,平身端坐,解衣缓带,务令适然。口中舌搅数次,微微吐出浊气,不令有声。鼻中微微纳之,或三五遍、二七遍,有津咽下。叩齿数通,舌抵上腭,唇齿相着,两目垂帘,令胧胧然,渐次调息,不喘不粗。或数息出,或数息入,从一至十,从十至百,摄心在数,勿令散乱。如心息相依,杂念不生,则止勿数,任其自然,坐久愈妙。若欲起身,须徐徐舒放,手足勿得遽起。能勤行之,静中光景,种种奇特,直可明心见性,不但养身全生而已。出入绵绵,若存若亡,神气相依,是为真息。息息归根,能自夺天地之造化,长生不死之妙道也。

小周天法:先将身心澄定,面东趺坐,平坐亦可。但前膝不可低,肾子(睾丸)不可着物,呼吸和平,以手作三昧印(指下文所述导引动作),掐无名指,右掌加左掌上,按于脐下。叩齿三十六通,以集心神。赤龙搅海,内外三十六遍。赤龙,舌也;内外,齿内外也。双目随舌转运。舌抵上腭,静心数息三百六十周天毕,待神水满,漱津数遍,用四字诀(摄提谷道,舌抵上腭,目闭上视,鼻吸莫呼)。从任脉撮过谷道,到尾闾,以意运送,徐徐上夹脊中关,渐渐速些。闭目上视,鼻吸莫呼,撞过玉枕(颈上脑后骨),将目往前,一忍,直转昆仑(头顶),倒下鹊桥(舌),分津送下重楼(喉咙),入离宫(指心)而至气海(在脐下)。略定一定,复用前法,连行三次。口中之津,分三次咽下,所谓天河水逆流也。静坐片时,将手左右擦丹田一百八下(108下,下同),连脐抱住,放手时,将衣被脐腹间围住,勿令风入(古所谓养得丹田暖暖热,此是神仙真妙法)。次将大指背擦热,拭目十四遍,去心火;擦鼻三十六遍,润肺;擦耳十四遍,补肾;擦面十四遍,健脾。两手掩耳鸣天鼓。徐徐将手往上,即朝天揖。如是者三,徐徐呼出浊气四五口。鼻收清气,两手抱肩,移筋换骨数遍,擦玉枕关二十四下,擦腰眼(即肾堂)一百八下,擦足心(即涌泉)各一百八下,谓之一周。久久行之,精神强旺,百病不生,长生耐老。(《寿世青编·卷上》)

{专家点评}

一呼一吸谓之一息。本篇专论调息,讲究呼吸吐纳,实属静功之列。所谓调息,就是调呼吸,提倡运用腹式呼吸的方法进行锻炼。养生家说:"呼吸到脐,寿与天齐。"盖言腹式呼吸有良好的健身延年作用。中医学认为,腹居人体中部,是许多经脉循行聚会之所。腹内的脾胃为人体后天之本,乃营卫气血之发源地。现代医学研究认为,腹式呼吸让腹部肌肉内的毛细血管交替出现收缩与放松,可促进血液循环,扩大氧气供给,消除疲劳,振奋精神,促进胃肠蠕动,改善消化机能。腹式呼吸宜轻柔细微而又缓慢深长,行功时要求思想专一,放松肩部,先呼后吸,吸鼓呼瘪,呼时经口,吸时经鼻,呼比吸长,不可用力。其具体方法如下:仰卧,用鼻吸气时宜细柔缓慢,当尽量使腹部鼓胀隆起;用口呼气时,更要细微徐缓地将气吐尽,使腹壁尽量下陷,呼的时间一般要超过吸气的时间。其频率约为每分钟呼吸5~6次,每次10分钟左右即可,每天早晚各做1次。行腹式呼吸必须因人制宜,量力而行,绝不可超越本身体质条件勉强而为。

(五)导引却病法

名著选录

老子曰:"天有三宝,日、月、星;人有三宝,精、气、神。"此其旨可得而知也。余自少慕道,夙有因缘,幸遇高贤异士,得读古圣法言,乃知性命之理,简易渊微,舍精、气、神,则别无了道之门,而老子一言,固已悉之矣。

人自离母腹,三元真气,日可生发,后为情欲所蔽,不知保养,斫丧者多。于是古圣传授教人修补之法,呼吸吐纳,存神运想,闭息按摩。虽非大道,然能勤行积久,乃可却病延年。

若夫虚劳内损,痼疾经年,即扁鹊卢公,难于措手。苟能积气开关,决有回生之效。久之,则任、督二脉交通，水升火降，乃成既济。从前受病之根，斩刈无遗。嗣后真元之气，蒸蒸不竭。然勿谓草木无功，遂委之命也哉。余虽不敏，尝事于斯，以谢奇疴，谛信专行，以臻旦夕。敢以告之同志。(《寿世青编·卷上》)

｛帮您解读｝

老子说："天上有三件宝，即太阳、月亮和星星；人体也有三件宝，便是精、气、神。"这话的宗旨是可以理解的。我从年轻时起就仰慕养生之道，很早就有因缘，幸而遇到了识见超群的高贤异士作指点，得以阅读古代圣贤的经典名言，才知道性命(生命)的道理，简明易知而又渊深细微，舍弃了精、气、神，就没有别的办法可以了解养生之道的门径，而老子的一句名言，固然已经说得很明白了。

一个人从出生离开母腹之后，三元(指元精、元气、元神)真气，每天都会滋长生发，后来被各种情欲所蒙蔽，不懂得保养身体，招致的损伤太多。于是古代圣人传授和教导人们学习掌握修炼补养的方法，诸如呼吸吐纳，保存精神而善于思考，屏住呼吸而操练缓、细、深、长的龟息功法,按摩周身等。这虽然不是什么大道, 然而只有常年积久地勤于练习, 这才可能消除疾病和延年益寿。

假若已经造成虚劳内损, 成年重病顽疾缠身, 即使有卢医扁鹊之类的高明医师在旁, 也是无法下手救治的。倘若能积存真气而开通关窍, 必定会产生恢复健康的效果。时间久了,任脉和督脉就会相互交通,肾水上升而心火下降(心肾相交),就会取得"既济"(六十四卦之一,表示水火相济而能防患于未然)的效果。从前所受疾病的根由,被斩除得没有遗存, 其后真元之气就会蒸蒸日上而不枯竭了。然而不要责怪草木之类的药物没有功效,把什么都推诿到命运之上。我虽然不聪明,曾经对此作过实际运用,以练功消除了奇特的重病,并诚恳地予以相信和奉行,早晚都能收到功效,因而敢于将自己的体会告诉给志趣相同的人。

〘专家点评〙

这是一篇医疗气功专论,强调通过操练气功导引来保养好人的精、气、神,以便求得却病延年。关键是要打通任、督二脉,两者均属奇经八脉之一。任脉在胸腹部位,总任一身之阴经;督脉在脊背部位,总督一身之阳经。对此二脉进行按摩导引,在健体防病方面确有重要意义。如能加上节制嗜欲,调理好情志,乃至适当服药互相配合,效果就更好了。诸如此类,尤其得老年朋友注意和重视。

五 论疾病防治

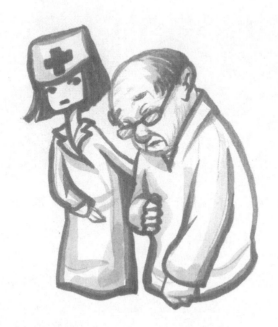

(一)病有十失

¿名著选录¿

骄恣率性,不遵戒忌,一也;

轻命重财,治疗不早,二也;

听信巫祷,广行杀戮,不信医药,三也;

讳疾试医,言不由衷,四也;

不善择医,信人毁誉,或从著卜,五也;

急欲速效,旦暮更张,杂剂乱投,六也;

索即写方,制炮失宜,私自加减,七也;

侍奉不得人,煎丸失法,怠不精详,八也;

寝兴不适,饮食无度,九也;

过服汤药,荡涤肠胃,十也。(《寿世青编·卷下》)

¿帮您解读¿

作者指出,患者治病有下列十个方面的失误:

为人骄傲放纵,任性而为,不听医嘱,不遵守治病戒忌,这是第一大失误;

为人吝啬,轻身重财,不肯花钱及早治病,这是第二大失误;

迷信巫术与祈祷,广为杀戮生命,就是不相信医药,这是第三大失误;

忌讳说出疾病实情,却要试探医生水平高低,说话很不诚恳,这是第四大失误;

不善于选择高明的医生,只听信别人对某某医生的褒贬和毁誉,或者喜欢用占卜手段来做出决断,这是第五大失误;

只求疾病迅速痊愈,一早一晚之间便改换医生,服药极其杂乱,这是第六大失误;

急切地向医生索取处方,药物炮制不合法度,又私自加减药物,这是第七大失误;

所用护理患者的人员很不合格,煎制汤药或丸药都不得法,办事懒惰而不认真细致,这是第八大失误;

起居作息都不适宜,饮食没有节制而饥饱无度,这是第九大失误;

服食药物过多过杂,肠胃受到损伤而影响消化功能,这是第十大失误。

{专家点评}

本篇专论患者治病的十大失误，很能发人深省。作为患者当与上述十失反其道而行之，有病应及时医治，不可拖延；要尊重医生，恪遵医嘱，不可骄横放纵；不可轻身重财而吝啬医药费用；要诚实地告知病情而不可讳疾忌医；要相信医生而不可频繁地更换医生；要相信医学而不可迷信巫术；起居作息要有规律，饮食必须有所节制；药方不可随意更改，药物炮制要保证质量，煎煮药物必须得法。倘能做到这些，自然可以提高疗效，并有利于病体的康复。

(二)病有八不治

{名著选录}

室家乖戾，处事不和，动成荆棘，一也；

恣纵惛淫，不自珍重，二也；

忧思想慕，得失萦怀，三也；

今日预愁明日，一年营计百年，四也；

烦躁暴戾，不自宽慰，五也；

窘若拘囚,无潇洒志,六也;

怨天尤人,广生懊恼,七也;

以死为苦,难割难舍,八也。(《寿世青编·卷下》)

{ 帮您解读 }

作者在本篇中指出,病人有八种情况很难治疗:

家庭有矛盾特别是夫妻互相猜忌,处理事情不能调和,动不动就用恶语互相刺激,这是第一种;

肆无忌惮地任意放纵情欲,不懂得珍惜和爱护自己的身体,这是第二种;

经常忧心忡忡或者一味羡慕他人,老是记挂着名利得失,这是第三种;

今天预先为明天的事发愁,想在一年之内把一百年的事情都策划盘算周到,这是第四种;

遇事烦闷急躁,粗暴凶恶,不懂得自我宽解和安慰,这是第五种;

为人困窘急躁紧张得像个囚犯,一点潇洒超脱的心态也没有,这是第六种;

老是怨天尤人地责怪他人,广泛地产生懊悔恼

怒情绪,这是第七种;

整天为恐惧死亡而苦恼,对一切都感到难以割舍,思想包袱极其沉重,这是第八种。

{专家点评}

本文明确指出,患者若存在上述八种情况,是很难进行医治的。其中除了家庭夫妻不和与任意放纵情欲两条之外,其他六条都与心理情志密切相关。认为病人必须具备良好的心态,否则对治病很不利。患者切忌有如下情绪:诸如忧思想慕,得失萦怀;今日预愁明日,一年营计百年;烦躁暴戾,不自宽慰;窘若拘囚,无潇洒志;怨天尤人,广生懊恼;天天恐惧死亡,内心又牵牵挂挂,难舍难分。诸如此类的不良情绪,都会妨碍疾病的正常治疗。广大患者尤其是老年病人,一定要下定决心克服此类消极情绪。本篇文字虽然十分简短,却已表明作者尤乘对患者心理健康的高度重视,而且对各种不良心态分析得都很透彻入微,至今仍然能给人们特别是给老年朋友提供十分有益的启示。

(三)却病十要

}名著选录{

一要静坐观空,万缘放下,当知四大原从假合,勿认此身为久安长住之所,战战以为忧也。

二要烦恼现前,以死喻之,勿以争长较短。

三要常将不如我者巧自宽解,勿以不适生嗔。

四要造物劳我以生,遇病却闲,反生庆幸。

五要深信因果或者夙业难逃,却欢喜领受,勿生嗟怨。

六要室家和睦,无交谪之言入耳。

七要起居务适,毋强饮食,宁节毋多。

八要严防嗜欲攻心,风露侵衣。

九要常自观察,克治病之根本处。

十要觅高朋良友,讲开怀出世之言;或对竹木鱼鸟相亲,脩然自得,皆却病法也。(《寿世青编·卷下》)

}帮您解读{

第一,要静坐观望天空,把万种牵挂全都放下,当知四大即人体(佛家认为人体由地、水、风、火四

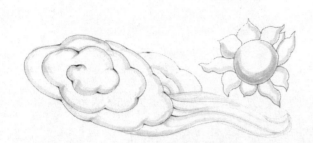

大要素构成)原来是一种假性组合，不要认为这身体是永世长存的,不要老是战战兢兢地为身体忧虑。

第二,烦恼出现在眼前,可用死亡来做比喻,觉得一切都没有什么了不起的,毫无与人计较长短和争强好胜的必要。

第三,要经常拿不如我的人来做比较,善于自我安慰宽解,不要因为稍有不适不满就发生嗔怒。

第四,要意识到造物主让我一生过得很劳累,遇到疾病却带来了清闲,反而为此感到庆幸。

第五,要深信因果报应或者前世罪孽难以逃脱之说(按:此乃迷信之说,殊不可取),却能痛快地领受一切不幸,不会发出嗟叹怨恨之声。

第六,夫妻之间要和睦相处,耳边不可听到互相指责之声。

第七,起居务必合适,不可勉强饮食,进食宁可

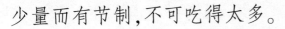

少量而有节制,不可吃得太多。

第八,要严防各种嗜欲的诱惑与攻乱人心,防止风寒霜露侵袭人体。

第九,要经常进行自我观察,抓住疾病的根本进行治疗。

第十,要寻觅见识广博的高朋良友,能够开怀畅谈超出世俗的高明见解;或者对竹木鱼鸟等动植物很感兴趣而与之亲近,毫无拘束地感到怡然自得。这些都是消除疾病的良好方法。

{专家点评}

在上述"却病十要"中,除了第五条宣扬因果报应之说与宿命论观点不可信之外,其他各条大多是很可取的。尤乘认为,要想有效地防治疾病,必须做到为人旷达,处世乐观,遇事善于自我宽解,家庭和睦,起居作息有规律,劳逸适度,饮食和各种嗜欲均有节制,谨防风寒等各种外邪的侵袭,多结交高朋良友,兴趣爱好更要广泛等。诸如此类,全都十分精辟,对今人的健身防病仍然很有启发和帮助。

(四)谨疾箴

凡人富贵名利,勿强求之,而况此身父母所遗;才情意气,勿竞争之,而况此身妻子之所仰。身之柔脆,非木与石,伤之七情,报以百疾。疾之既来,有术奚施? 疾之未来,有术不知。

我明告子,子尚听之。色之悦目,唯男女之欲,思所远之,如脱桎梏;味之爽口,唯饮(酒)之欲,思所以禁之,如畏鸩毒;多言则伤气,欲养气者言不费;多思则损血,欲养血者思不越。忧不可积,乐不可纵,形不可太劳,神不可太用。凡此数言,终身宜诵。

《勿药真言》云:"独宿之妙,不但老年,少壮亦当如此。"日间纷扰,心神散乱,全赖夜间休息以复元气。若日内心猿意马,狂妄驰驱;至夜又醉饱而恣情纵欲,不自爱惜。其精神血气,何能堪此? (《寿世青编·卷上》)

大凡人们对待富贵名利之事,不要勉强去求

取,何况这身体是由父母遗传而来的;才情意气之事,不要竭力去竞争,何况这身体是妻子儿女所仰仗的。身体这样的柔软脆弱,不能与树木石头相比,一旦被七情所伤,就会引起百种疾病。疾病既已来临,再有医术又怎能施用呢?疾病尚未产生之时,虽有预防之术却并不知道。

我明确地告诉你,你尚且好好地听着。美色能愉悦人的眼目,唯有男女两性之欲最为突出,当考虑怎样远离色欲,就好比脱离枷锁那样;食物中使人感到味美爽口的,唯有饮酒这一嗜欲最为强烈,当思考怎样禁酒,把它看成鸩鸟羽毛那样的剧毒一般;多说话会损伤人的正气,想要养气的人不可浪费语言;思虑过多就会伤血,要想养血就不可过度思虑。忧愁不可积蓄,喜乐不可放纵,形体不可太劳累,精神不可无休止地大用。大凡这些言论,很值得人们终身诵读和牢记。

《勿药真言》一书说:"独自住宿的妙处,不但有利于老年人,少壮之人也应当这样做。"因白天纷繁打扰,心神分散而又混乱,全靠夜间的睡眠和休息来恢复元气。假若白天心猿意马而思绪很多,且到处狂奔乱跑;到了夜晚又醉酒饱食而放纵房事,不懂得自我爱惜。人体有限的精神气血,哪能承受得了如此巨大的损耗呢?

{专家点评}

所谓谨疾箴,即劝诫人们谨防疾病之意。关键在于不要追求富贵名利,不要贪色纵欲,不要贪图口味而饱食或饮酒无度,喜怒哀乐都要有所控制,精神和形体均不可过度劳累。总之一切皆应适度,过则招灾致病。此类论述无疑都是很可取的。至于提倡独宿,则未可一概而论,应区别情况对待之。除了体弱多病或正在生病期间的人应当禁忌房事宜独宿之外,凡正常的已婚者,均不宜独宿,否则既影响夫妻感情,又不利于身心健康。

(五)老人病不同治法

{名著选录}

常见年高疾患,将同少年混投汤药,妄行针灸,务欲速愈。殊不知,老年之人,血气已衰,精神减耗;至于视听不至聪明,手足举动不随其志,身体劳倦,头目昏眩,宿疾时发,或秘或泄,或冷或热,皆老人之常也。勿紧用针药,急求痊愈,往往因此别致危殆。

且攻病之药,或汗或吐,或解或利。缘衰老之人不同年少,年少者真气壮盛,虽汗吐转利,未致危殆。其老弱者,汗之则阳气泄,吐之则胃气逆,下之则元气脱,立致不可救,此养老之大忌也。

大率老人药饵,止用扶持,止可温平顺气,进食补虚中和之剂。不可用市肆购买,他人惠送,未识方味者,与之服饵,切须详审。若有宿疾时发,则随其疾状,用和平汤剂调顺,三朝五日,自然痊退。唯是调停饮食,随其食性变馔治之,此最为良法也。(《寿世青编·卷下》)

{帮您解读}

经常看到有的医生治疗老年人疾病,总是与年轻人混同而无区别地使用汤药,胡乱地施行针刺艾灸,务求迅速治愈疾病。压根儿不知道,高龄老人,血气已经衰弱,精神减耗亏损;至于视力不明而听力不聪,手足活动行止不能随其意愿,身体劳累疲倦,头昏目眩,宿疾旧病不时发作,大便或秘结或泄泻,或者时冷时热,这些都是老年人的常态。不要紧迫地使用针灸或药物,不要急于要求迅速治愈,否则往往会因此而招致意外的危险。凡年老体弱之人,若发汗便阳气外泄,催吐则胃气上逆,通利大便就会元气虚脱,甚或立刻导致不可救治,这些就是奉养老人最大的禁忌。

大体上老年人所服药饵,只能采取扶持的办法,只宜用性温、平和、顺气、补虚的方剂进行治疗或调理。不可采用市场上所购买,或他人赠送而不知方味的药品服食,切记必须详细审慎地对待此一问题。若有旧病宿疾不时发作,则随即根据疾病症状,用平和的汤药调理顺畅。过了三五天之后,疾病自然会消除。只有多下功夫调理饮食,根据食物的性能功效变换其饮食结构来进行治疗,这才算得上是最为良好的调治方法。

专家点评

本篇明确指出,凡治老年病,一定要与治疗青壮年人的疾病有所区别,绝不可混为一谈。治疗老年病除了多采用平和、顺畅、补虚的药物之外,更要重视食疗食补,这才称得上是调治老人疾病的良好方法。

(六)妄庸议病

名著选录

世有病人亲朋故旧交游来问疾者,其人曾不经一事,未读一方,自夸了了,谈说异端。或言是虚,或言是实;或云是风,或云是气。纷纷谬说,种种不同,使乱病人心意,不知孰是。迁延已久,时不待人,颓然致祸,各自走散。设有明医,识病浅深,探究方书,熟知本草;看病不尔,大误人事,何况妄议者乎?(《寿世青编·卷下》)

帮您解读

世上有些病人的亲戚朋友或结交多年的故旧前来慰问,他们从来没有治病经历,没有读过一本医书,却自我夸耀说什么都懂得,提出各种奇异的看法。有的说是虚证,有的说是实证,有的说是风病,有的说是气病。错误的言论纷纷说出,说法各不相同,使病人听了内心惑乱,不知谁的说法是正确的。延误治疗已很长久,时机不等待人,忽然之间招致病情加剧的灾祸,他们便各自走散了。假若有高明的医生,能识别病的深浅,对医方书很有研究,又精通药物学,看病如果不按他的意见办,就会大大误事,何况旁边还有人在胡说八道呢?

专家点评

本篇指出,有的亲友在探望病人时,喜欢高谈阔论,信口雌黄,蛊惑人心,以行家里手自居,阻碍医生进行正常的治疗,只能发生消极影响甚至起破坏作用。一旦造成误治或招致医疗事故,便纷纷作鸟兽散,谁也不负责任。此类事例不仅古代有,今天亦不鲜见,值得引以为戒。

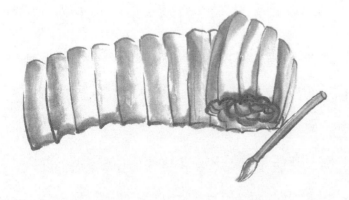

六　论方药服用

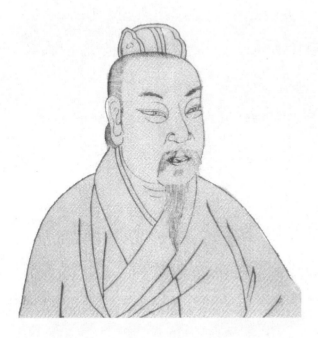

(一)古方无妄用

{名著选录}

鄱阳周顺,医有十全之功。(周)云:古方如《圣惠》《千金》《外台秘要》,所论病原脉症及针灸法,皆不可废。然处方分剂,与今大异,不深究其旨者,谨勿妄用。

有人得目疾,用古方治之,目遂突出。又有妇人因产病,用《外台秘要》坐导方,其后反得恶露之疾,终身不差(瘥)。曾有士人得脚弱病,方书罗列,积药如山,而疾益甚。余令悉屏去,但用杉木为桶,盛水濯足,并令排樟脑于两股间,以脚绑系定,月余而安健如初。南方多此疾,不可不知。

顺固名医,语必不妄,故录于此。(《寿世青编·卷上》)

{帮您解读}

鄱阳(今江西鄱阳县)有位医生叫周顺,医术十分精通而疗效极高。他说古医方书如宋代的《太平圣惠方》、唐代的《千金方》和《外台秘要》,所论疾病根源与脉证,以及针灸疗法等,都是不可废弃的。然而处方用药的剂量,古今大不相同,若不曾深入研究原方的旨意,一定要小心谨慎而不可乱用。

有人得眼病,套用古方治疗,竟然使眼球突出于眼眶。又有一位妇女因生小孩而得病,采用《外台秘要》的坐导方进行治疗,结果反而得了恶露不尽(指妇女生产后阴道内仍然流血不止)的疾病,终身都未痊愈。曾经有一位士人患了脚弱(指两脚软弱无力的脚气病),他查阅了大量方书,购置的药物堆积如山,而疾病反而更加厉害。我叫他将全部药物都抛开掉,只用杉木做成水桶,盛上热水洗浴,并让他将樟脑排放在两条大腿之间,用绑带固定,一个多月后,安稳地康复如初。

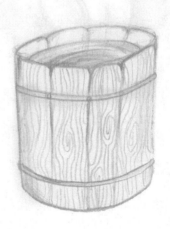

周顺本是名医,他说的话不会虚假,所以抄录在这里。

{专家点评}

本篇转录了名医周顺有关临床治病经验的论述,颇能发人深省。认为有病不可照搬古医书中的方药进行治疗,哪怕是验方,也应经当代良医辨证论治之后,才能决定是否可以服用。否则不顾自身体质与疾病的特征便贸然服用古方,最易造成误治乃至发生医疗事故。本文篇幅虽短,却能给人提供治病的深刻教训,因而值得高度重视。

(二)草药不可妄用

{名著选录}

《甲志》云:绍兴十九年三月,英州僧希贶,往州南三十里洸口扫塔。有客船自番禺至,舟中士人携一仆,病脚弱,不能行。舟师悯之曰:"吾有一药,治此病如神,饵之而差(瘥)者,不可胜计。"

既赛庙毕,饮胙颇醉,乃入山求得草(药),渍酒授病者,令天未明服之。如其言,药入口即呻吟云:肠胃如刀割截痛,迟明而死。士人以咎舟师。舟师恚曰:何有此?即取昨夕所余药,自渍酒服之,不逾时亦死。

盖此山多断肠草,人误食之辄死,舟师所取药,为根蔓所缠,醉不暇择,径投酒中,以此致祸。则知草药不可妄用也。(《寿世青编·卷下》)

{帮您解读}

《甲志》一书说:南宋绍兴十九年(公元1149年)三月,英州(今广东英德市)有个和尚叫希赐,到本州南部三十里外的洸口去祭扫佛塔。有一条客船从番禺(今广州市番禺区)来到这里,船中有位士人携带一名仆人,这个仆人得了脚弱病,两腿软弱无力而不能行走。驾船的舟师很同情地对他说:"我有一个药方,治疗此种病有神效,吃这种药痊愈的多得不可计其数。"

赛庙会的活动完毕,舟师食肉饮酒颇有几分醉意,便进入深山去寻求草药,并将草药浸酒后交给病人,让他在天亮之前服下。患者听从吩咐,刚把药酒吞下肚去不久就发出痛苦的呻吟说:"肠胃中像用刀割截似的那么疼痛难忍。"等到天亮不久就死去了。士人因而责怪舟师。舟师愤恨地说："哪能出现这种情况呢？"随即便取出昨晚患者服后剩下的草药，自己泡酒服食，不到一个时辰舟师也同样死去了。

因为山上长着一种有剧毒的断肠草(即狼毒)，人们误食了它就会引起死亡。舟师所采得的草药，曾被断肠草的根蔓所缠绕，由于醉酒昏沉而来不及仔细辨认选择，径直将毒草投入酒中浸服，因此招来了杀身之祸。从中便可知道草药是不可胡乱服用的。

{专家点评}

尤乘此文虽短，却很值得人们高度关注。所谓草药，是指中药书上尚未记载的药用植物，多为民间及草药医师所掌握使用。其中有的草药确有显著疗效，通过长期的临床验证，便可转化为中药。但有的草药其性能功效有待进一步作全面深入的研究。在此特别要指出，草药切忌滥服，特别是某些有毒的草药，绝不可随意内服，即使是外用，也要严格限制药量。如本文所说的断肠草即狼毒，虽然已被作为中药收入本草书中，因其有剧毒而必须慎用，否则势必带来致残(如使人双目失明)、致死的严重后果。

(三)服药须知

｛名著选录｝

夫病之所由来，因放逸其心，逆于生乐，以精神徇智巧，以忧虑徇得失，以劳苦徇礼节，以身世徇财利。四徇不置，心为之病也；极力劳形，躁暴气逆，当风饮酒，食嗜辛咸，肝为之病矣；饮食失节，温凉失度，久坐久卧，大饱大饥，脾为之病矣；呼叫过常，辩争陪答，冒犯寒暄，恣食酸咸，肺为之病矣；久坐湿地，强力涉远，纵欲劳形，三田漏溢，肾为之病矣。五病既作，故未老先羸，未羸而病，病至则重，重则必毙。呜呼，是皆弗思而自取之也。

今既病矣，而后药之，得非临渴穿井乎！然必以慎起居，戒暴怒，简言语，清心寡营，轻得失，收视听，节饮食，忌肥浓、炙煿、生冷。凡食勿顿而多，任可少而频。食不欲急,急则伤脾。法宜细嚼缓咽,勿太热,勿太冷,又不得杂,杂则物性或有相反,则脾与胃不大可虑哉!苟能慎之,服药自效。设仍率性任情,不守戒忌,岂特药力无功,而其疾更剧矣,是不可不慎。(《寿世青编·卷下》)

帮您解读

说起疾病的由来,因放纵其心思而不加约束,与生活的快乐相违背,用精神来顺从于各种才智技巧,用忧虑来依从于名利得失,用劳苦来遵循于烦琐的礼节,用身世即做人处世原则来服从于谋取财利。上述四徇即四种屈从态度若不抛弃,心也就会因此而生病了;极力劳累自己的形体,遇事急躁暴怒而使气机逆乱,对着风饮酒,喜欢吃辛辣与过咸的食物,肝脏就会因此而发病了;饮食没有节制,寒热温凉不适宜,坐卧的时间过于长久,腹中大饱或大饥,脾脏就会因此而患病了;过于高声大叫,与人对答争论不休,冒犯寒热之邪,放肆大吃过于酸咸的食物,肺脏就会因此而生病了;长时间坐在湿地上,强行用力走远路,放纵情欲而劳苦形体,三田(指上、中、下三个丹田)都漏泄精气,肾脏就会因此而发病了。五脏之病既已发生,人体因而未老先衰弱,未衰弱而生病,病势一来就很严重,病势加重就必定死亡。哎呀,这些都是由于事先不反复思考如何积极防患而自取其疾病的。

现今已经生病了,然后服药治疗,难道不是临到口渴之时再去挖井吗?然而必须做到谨慎起居,禁戒暴怒,简约语言,清心寡欲,减少营求,看轻得失,收敛视听,节制饮食,更要禁忌进食肥肉、浓酒、炙烤爆炒及一切生冷之物。大凡进食一次不可太多,可任意少食多餐。吃饭不可急速,急速就会损伤脾脏。进食的方法适宜于细嚼慢咽,食物的温度不要太热,不要太冷,又不可吃得太杂,太杂了怕有的性能互相抵触,恐怕对脾胃很不利啊!假若能够慎重对待上述一切,服药自然有良效。如果任意放纵自己,不肯遵守戒忌,哪里只是服药无效,恐怕还会加重疾病了,因此不可不慎重啊!

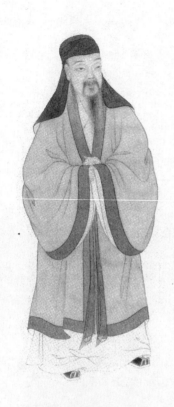

〖专家点评〗

本篇以"服药须知"为题，主要论述了应当怎样做才能有效地防治疾病。认为不良的心理情志和生活方式是导致五脏病和诸多疾病的总根源，只有实实在在地改变不良的心理情志和生活方式，才能有效地预防和治疗五脏病及其他各种疾病。否则非但服药无效，相反地还会使病情加剧。正如本篇末尾所指出的那样："苟能自慎，服药自效。设仍率性任情，不守戒忌，岂特药力无功，而其疾更剧矣。是不可不慎。"大家知道，心理情志与生活方式，两者均对人体健康影响很大，尤以心理情志的影响最大。作者尤乘在此强调防治疾病首先必须具有良好的心理情志，这一点对后人是很有启发的。

(四)煎药有法

〖名著选录〗

一慎用水,按方书所载(如下):

长流水:即千里水,但当取其流长而来远耳,不可泥于千里之外者。以取其来源通达,用以煎治手足四肢病,及通利二便之药也。

急流水:湍上峻急之流水也。以其急速而达下,取以煎利二便及足胫之风湿药也。

顺流水:性顺而下流,故亦取治下焦、腰膝之病,及二便之药也。

逆流水:漫流洄澜之水也。以其逆而倒流,取其调和发吐痰饮之药也。

半天河水:即长桑君授扁鹊饮以上池之水,乃竹篱藩头管内所盛之水也。取其自天而降,未受下流重浊之气,故可以炼还丹、调仙药之用。

春雨水:立春日,空中以器盛接之水,其性始得春升生发之气,可以煎补中气及清气不升之剂。古方谓妇人无子者,于立春日清晨,以器盛空中之雨水,或是日百草晓露之水,夫妻各饮一杯,还房当即有孕,取其资胎资生、发育万物之意耳。

秋露水:其性禀收敛肃杀之气。取煎祛祟之药,及调敷虫疥、癣疮、风癫之用。

井华水:清晨井中第一汲者,取其天一真元之气,浮结水面。取煎滋阴之剂,及修炼丹药之用。

新汲水:井中新汲,未入缸瓮者。取其无所混浊,用以煎药为洁。

甘澜水:以器盛水,又以器扬濯之,使其珠沫盈于水面,约以百次为度。取其性变温柔,能理伤寒阴证。

潦水:即无根水,山谷中无人处,新坎中水也。取其性止而不流,且有土气,清者可煎调脾胃、补中气之剂。

冬霜水:阴盛则露结为霜,霜能杀物,性随时异也。解酒毒,治热病。收霜法:鸡羽刷(取),贮瓶密封候用,一方治寒、热虐,秋霜一钱,热酒送下,奇效如神。

腊雪水:冬至后第三戊为腊,其水解时疫、丹石毒;煎茶煮粥,止消渴。洗目赤如神,及调和杀虫药用。

阴阳水:即生熟水。新汲水合百沸汤和匀是也。入烧盐饮之,消酸饱过度。霍乱肚胀者,饮一二升,吐出痰食即痊。凡霍乱呕吐,不能令纳食,其势危者,先饮数口即定。

菊英水:蜀有长寿源,其源多菊花,则流水皆菊花香,居人饮其水者,寿皆二三百岁。故(陶)渊明好植菊花,日采其花英浸水烹茶,期延年也。

夫本草虽有诸水之名,而未及其用,今特表而出之。按《千金方》云:煎人参须用流水,用止水即不验。今甚有宿水煎药,不唯无功,恐有虫毒。阴气所侵,益蒙其害。即滚汤停宿者,浴面无颜色,洗身成癣。以上诸水,各有所宜,临用之际,宜细择焉。

一慎火候,按方书所载(如下):

桑柴火:桑木能利关节,养津液,得火则良。《抱朴子》云:一切仙药,不得桑煎不服。桑乃箕星之精,能助药力,除风寒痹痛。久服终身不患风疾故也。

栎炭火:宜煅炼一切金石之药,以其坚也。

金粟火:即粟米壳也,煅炼丹药用。

烀(蒸)炭火:宜烹煎焙炙百药丸散。

白炭:误吞金银铜铁在腹,烧红急为末,煎汤呷之。甚者刮末一钱,井水调服,未效再服。又解水银、轻粉毒。

石炭:今西北所烧之煤即是,不入药用。

芦荻火、竹火:宜煎一切滋补药。

按:火有文武。从容和缓,不疾不徐,文火也。恐炽焰沸腾,则药汁易涸,气味不全耳,并用纸蘸水封器口煎之。如煎探吐痰饮之剂,当用武火,取其急速而发吐之也。

一慎煎器:必用沙铫瓦罐。如富贵家,净银之器煎之更妙。切忌油秽腥气,铜锡铁锅,或煎过他药者,必涤洁净,器口用纸蘸水封之。

一慎煎药之人:有等鲁莽者,不按水火,率意煎熬,或药汁太多,而背地倾藏;或过煎太少,而私换茶水,供应病人,唯图了事。必择谨慎能识水火者,或亲信骨肉,按法煎造,其去渣必用新绢滤净,取清汁服。

一慎服药:凡病在胸膈以上者,先食而后药;病在心腹以下者,先药而后食;病在四肢血脉者,宜饥食而在旦;病在骨髓者,宜饱食而在夜。在上不厌频而少,在下不厌频而多。少服则滋润于上,多服即峻补于下。其药气与食气不欲相逢,食气下则服药,药气退则进食;有食前食后服,宜审此意。(《寿世青编·卷下》)

〞帮您解读〝

(煎药方法很有讲究,特提出如下几项要求)

第一,要谨慎地选择用水,按照方书的记载办理:

长流水:即千里水,仅仅取河中流水源远流长之意,不可拘泥于千里之外的水。因是长流通达之活水,用其煎药,可治疗手足四肢的疾病,以及用作通利大小便的药。

急流水:地势险峻而湍急的流水,因其急流直下,取它煎药,用来通利大小二便,以及治疗足胫即下肢的风湿病。

顺流水:顺着地势而下的流水,所以用它煎药治疗下焦与腰膝等部位的疾病,以及通利大小二便等。

逆流水:流得缓慢又来回打旋涡的水。因其逆向回流,可取来调和治痰饮的药物。

半天河水:即《史记》中所载长桑君授给扁鹊的那种上池之水,也就是用来做篱笆的竹枝或草管内所含的水。取它从天上降下来,尚未着地,没有受到地面重浊之气的污染,因而可以炼制丹药或调和仙方(灵验之方)。

春雨水:立春那一天,用器皿从空中接取雨水,此水开始得到了春天的生发之气。可用来煎煮补中益气的药物,以及清气不升的药剂。古代方书上说妇人没有生育子女的,当于立春那天清晨,用器皿接取空中降下的雨水,或者取当天早晨百草的露水,夫妻各饮服一杯,待同房之后即会怀孕。取其可以资助胎孕生育、促使万物生长发育的意思。

秋露水:它具有秋天收敛肃杀之气的性能。取此水煎药可祛除妖邪,并用来治疗虫疥、疮癣、风癣等各种皮肤病。

井华水:即清晨从井中第一次汲取上来的那桶水,它含有上天的真元之气。取它来煎滋阴的药物,也可用来修炼丹药。

新汲水:刚刚从井中新汲取的水,尚未装入水缸或瓮坛之中的。取此水清新而不混浊,用来煎药很洁净。

甘澜水:取器皿盛水,又用器皿加以播扬。使水面上充满水泡,可以播扬一百次为限度。取此水性能变得温柔,可以调和治伤寒阴证的药物。

潦水:即无根水。指的是山谷之中无人的地方,新发现的坎中水。这种水静止而不流动,且有泥土之气,取其清者可用来煎煮调补脾胃和中气的药物。

冬霜水：阴寒之气很旺盛就会使露水变成霜，霜能杀害生物，性质随时发生变异。它能解酒毒，治热性病。收取霜的方法：用鸡毛刷取，贮存在瓶内密封备用。有个方子治寒性或热性症疾：取秋霜一钱，用热酒服送，效果奇特如神。

腊雪水：冬至以后第三个戊日为腊日，其时的雪水可消解时令(季节)性疫病及丹石之毒。用它煎煮茶或粥，可以止消渴。用来洗治目赤眼红效果奇特而又神速，还可调和杀虫药，能起到杀虫作用。

阴阳水：即生熟水。从井中新汲取的冷水与煮沸的开水相混合，和匀以后就是阴阳水。水中加入烧炒过的盐然后饮用，可以消除因过度饱食所引起的食积泛酸。霍乱与肚腹胀满之人，饮此水一二升，待吐出积痰宿食就可痊愈了。凡是霍乱呕吐患者，不能允许进食；病势危重的，先饮阴阳水数口就可安定下来。

菊英水(菊花水)：四川有一处长寿水源，那里盛产菊花，其河流之水便都带有菊花香味，当地居民饮用其水的,寿命可达到二三百岁。所以晋代诗人陶渊明喜欢栽种菊花,每天采摘其花朵浸水烹茶,希望能够延年益寿。

历代本草书上虽然有众多水名的记载,并未谈到具体用法,现今特一一表述出来。按:唐代孙思邈的《千金方》说,煎煮人参要用流动的活水,用静止的死水即不灵验。现今有些人用存放了很久的宿水煎药,非但没有功效,恐怕还有虫毒之害。阴邪之气的侵染,更为加重其害。故饮水一定要新鲜。即使是滚开水停放了好几天,用来洗脸没有好颜色,用来洗身体还会长疮癣。以上介绍了各种各样的水,各有所适宜的用途,临到取用之时,当仔细进行选择。

第二,慎重对待火候,按照医方书所载:

桑柴火:桑木能够通利关节,养津液,得到此火煎药效果更佳。晋代葛洪的《抱朴子》一书说:一切仙药,不用桑木煎煮不可服用。桑木是箕星之精所化,能够帮助发挥药力,可消除风寒痹痛,久服可使人终身不患风疾。

栎炭火:可适用于煅炼各种金石类药物,因此木很坚硬之故。

金粟火:即用粟米壳做燃料的火,可用来煅炼丹药。

烰炭火:即用蒸烤过的木炭做燃料的火,适宜于用来烹煮煎熬烘焙炙烤各种药物的丸散之类。

白炭(木炭):误吞金银铜铁等金属在腹内,可用白炭即木炭烧红立即粉碎为末,煎汤细细饮服。病情重者,可刮取炭末一钱(3克),用井水调服,未效再次调服。本品又可解除水银与轻粉之毒。

石炭:即现今西北所烧的煤,不入药用。

芦荻火、竹火:这种火适宜于用来煎煮一切滋补药。

按:火可以分为文火和武火两种。从容不迫而很和缓,不急也不慢,这叫文火。煎药就怕火焰炽烈而汤液沸腾,药汁就很容易干涸掉,气味也会因蒸发过度而不全。用文火煎药时,还要用纸蘸湿将药罐的口子封好再煎。如果煎煮探吐痰饮的药物,当用武火,取其急速而能催吐的性能。

第三,要慎重使用煎药的器具,必须使用砂锅瓦罐。如果是富裕人家,一律使用银器煎药当然更好。切忌使用带有油秽荤腥之气的铜锡铁锅,或者是煎煮过其他药物的锅,必须先洗涤洁净,再用纸蘸水,把药罐的口子封好再煎。

第四,要慎重选择煎药的人。有一种粗心鲁莽的人,不按照方药对水、火的要求,率性任意煎药,或药汁太多,便背地里倒掉一部分,或药汁太少,又悄悄地搀入茶水,端来让病人喝,只图省事。必须选择为人谨慎而又懂得煎药火候的人,或者是自己的亲信骨肉,按照规定的方法煎药,用新的绢帛将药渣滤去,取其清汁让患者服用。

第五,服药要谨慎。凡疾病在胸膈以上部位的,先吃饭然后再服药;疾病在心腹以下部位的,先服药然后再吃饭;疾病在四肢和血脉等部位的,宜空腹而在清早服药;疾病在骨髓之中的,宜饱食后而在夜晚服药。病在上部宜多次而少量服药,病在下

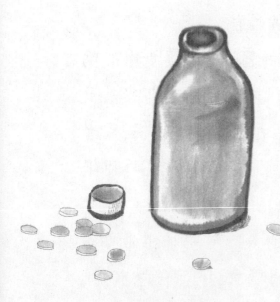

部宜多次而多量服药；少服就能滋润上部，多服则能峻补下部。其药气与食气不可汇合在一起，食气下去了就服药，药气消退了就进食，所以服药有饭前与饭后之分，应该仔细弄清楚其中的道理。

｛专家点评｝

本篇以论述如何煎煮中药为主，兼谈服药方法，讲得很具体，颇切合实用。在煎煮中药方面，首先要选择用水，篇中提到长流水、急流水、半天河水、雨水、井华水、新汲水、腊雪水等多种水，关键是要活水，不要死水；要清洁卫生的水，不要重浊污染的水。在古代没有环境污染的条件下，雨水、河中流水、井中泉水等，都是活水，也较洁净，均可用来熬药。而池塘中静止的水，或家中贮存过久的水，均属死水之列，不宜用来熬药。我们今天则以选择达标的自来水为宜。凡千滚水或反复煮沸的开水,既不可饮用,亦不可熬药。这类水缺少氧气而含对人体有害的亚硝酸盐较多,故非常值得人们注意。

二是熬药必须掌握火候。古代讲究用桑柴火或栎木火等熬药,我们现今主要用煤、天然气或电来熬药。最好用砂锅陶器之类熬煮药物,放水要适量,不可中途加水或减水。火的大小文武要控制好,药液不可外溢或干涸,要使药的有效成分全部溶解释放出来。负责煎熬中药的人绝不可粗心大意,一定要小心谨慎,高度认真负责,充分保证汤药的质量。

三是讲究服药方法。本篇最后一段指出:"凡病在胸膈以上者,先食而后药;病在心腹以下者,先药而后食;病在四肢血脉者,宜饥食而在旦;病在骨髓者,宜饱食而在夜。"这些服食中药的方法,至今仍然很有参考价值。一般来说,病在上焦,宜食后服药;病在下焦,宜食前服药;补益药与泻下药,宜空腹服;安神药宜临睡时服;对胃肠有刺激性的宜餐后服。急性重病则不拘时限服用,治疟疾的药宜在发作前 2 小时服食。服药后的饮食宜忌也应注意，一是疾病对饮食的宜忌，如水肿病宜少食盐，消渴病忌食糖，下利者慎油腻，寒性病禁食生冷等。二是药物对饮食的宜忌，如含地黄的方药忌食萝卜，有土茯苓的忌茶叶，服荆芥的忌食河豚与无鳞鱼等。此外在生活方面，忌汗后当风，忌劳累，当禁戒房事和恼怒等，否则都会影响服药疗效。

(五)用药例丸散汤膏各有所宜

｝名著选录｝

药有宜丸宜散者,宜水煎者,宜酒渍者,宜煎膏者;亦有一物兼宜者,亦有不可入汤酒者,并随药性,不可过越。汤者荡也,煎成清汁是也,去大病用之。散者散也,研成细末是也。丸者缓也,作成丸粒也,不能速效,舒缓而治之也。渍之者,以酒浸药也,有宜酒浸以助其力,如当归、地黄、知母、黄柏,阴寒之气味,假酒力而行气血也。有用药锉细,如法煮酒密封,早晚频饮,以行经络,或补或攻,渐以取效是也。

细末者,不循经络,上去胃中及腑脏之积,及治肺疾、咳嗽为宜。气味厚者，白汤调；气味薄者，煎之，和渣服丸。治下焦之病者，极大而光且圆；治中焦者，次之；治上焦者，极小。面糊者，取其迟化，直至下焦。或酒取其散，醋取其收，如半夏、南星及利湿者。以姜汁稀糊丸，取其易化也。如汤泡蒸饼，尤易化。滴水亦然。炼蜜丸者，取其迟化，而气循经络也。蜡丸者，取其能达下焦，而治肠澼等疾。

凡修合丸剂，用蜜只用蜜，用饴只用饴，勿相杂用。且如丸药，用蜡取其固护药气，欲其经久不失味力，且过膈关而作效也。今若投蜜相和，虽易为丸，然下咽亦即散化，如何得致肠中？若或有毒药，不宜在上化，岂徒无益，而反为害，全非用蜡之本意。

凡炼蜜，宜先掠去沫，令熬色微黄，试水不散，作熬一二沸作丸，则收潮而不粘成块也。冬月炼蜜，炼时要加二杯水为妙，《衍义》云：每蜜一斤，只炼得十二两(古代十六两为一斤)，是其度数也。和药末要乘极滚时和之，臼内捣千百杵，自然软熟，容易作条好丸也。

凡为末,先须细切,晒燥遇冷捣之。有宜合捣者,有宜各捣者。其滋润之药,如天麦冬、生熟地黄、当归辈,皆先切晒之独捣,或以慢火隔纸焙燥,退冷捣之,则为细末;若入众药,少停回润,则和之不匀也。凡湿药燥后,皆大耗蚀,当先增分两,待燥称之乃准。其汤酒中不须如此。

凡合丸药用蜜,绢令细筛,散药尤宜精细。若捣丸,必于石臼中杵千百遍,色利和同为佳。

凡欲浸酒,皆须细切,生绢袋盛,乃入酒密封。随寒暑日数,视其浓烈,便可漉出,不须待酒尽也。渣则曝燥微捣,更渍饮之,亦可为散服。

凡合膏子,须令膏少之料,先淹浸,先煎其汁,乃下有膏之料。煮时当杖以三上三下,以泄其火气,勿令沸腾。不妨旋取药汁,渣须再煮,务令力尽而已。然后渐渐慢火,收厚如饴,加炼蜜,收贮瓷瓶,出火气七日,二七日听用。

凡煎摩贴之膏,或醋或酒或油,须令淹浸,然后煎用杖三上三下,以泄其热势,令药味得出,上之使咂咂沸,下之要沸静,良久乃上之。如有葱白及姜在内,以渐焦为度。如有附子、木鳖者,亦令焦黄,勿令枯黑。滤膏必以新布,若是可服之膏,滓亦可酒煮饮之;可摩之膏,渣亦可敷,亦欲兼尽其药力也。

凡汤膏中用诸石药,皆细研之,以新绢裹之纳中。《衍义》云:石药入散,如朱砂、钟乳之类,用水研乳极细,必要二三日乃已,以水漂澄极细,方可服饵,岂但研细绢裹为是。

凡草叶之药,如柏叶、荷叶、茅根、蓟根、十灰散类,必要焦枯,用器盖在地上,出火性,存本性。倘如死灰,则白无效矣。

凡有脂膏,如桃、杏、麻仁等,须另末,旋次入众味合研则匀。

凡汤剂中,用一切完物,俱破壳研之。如豆蔻、苏子、益智、骨脂之类。不(破)则如米之在谷,虽煮之终日,米终不熟,职是故也。

凡用香燥,如木香、沉香、砂仁、豆蔻,不宜久煎,点泡尤妙。(《寿世青编·卷下》)

帮您解读

药物有的宜做成丸剂或散剂(粉末),有的宜水煮成汤,有的宜用酒浸,有的研煎制成膏药,也有的适合于做成各种剂型, 亦有不可做汤剂或酒剂的,都只能跟随各自的药性而不能超越。所谓汤药即荡涤之药,煎成清而不浊的药汁,用来驱除大病。散即散开之意,就是将药物研成细末。丸有缓慢之意,做成一粒粒的丸药,不能迅速取效,治病较为舒缓。所谓渍,是用酒浸药,有的药物适宜于用酒浸以增强其药力,例如当归、地黄、知母、黄柏等,药中带有阴寒气味,当借酒力来使气血运行。有的药物要锉细,如法煮酒密封,早晚频频饮服,以便通行经络,或补体攻病,借以渐渐取效。

研成细末的药,不循行于经络,上可去胃中及脏腑的积滞,以及治疗肺病和咳嗽也很适宜。气味厚重的,用白开水调服;气味较薄的,煎汤和着药渣做成丸药服用。治疗下焦疾病,丸药宜大而光滑;治疗中焦病,丸药稍小一点;治疗上焦病,丸药当最小。用面糊为丸,取其消化迟缓,可以直接到达下焦。有的药用酒浸,以取其发散功效;有的用醋浸,以取其收敛作用,例如半夏、南星及其些利湿药物就是。药物用姜汁做成稀糊丸,取其容易消化。比如用汤泡蒸饼,更加容易消化。用滴水的方法服药也是如此。炼蜜为丸的,取其消化迟缓,而其药气可以循行于经络。药物做成蜡丸的,取其药力能直达下焦,而用来治疗肠澼(腹泻)等疾病。

凡是修制丸药,当用蜂蜜的只用蜂蜜,当用饴糖的只用饴糖,不要掺杂混合使用。况且如丸药,用蜡包装是为了固护药气,想使它经久而不丧失药的效力,且能穿透胸腹膈膜再发挥其药效。现今如果投入蜂蜜相和,虽然容易做成丸药,然而一旦咽下就会化散,又哪里会等到进入肠中呢?倘若药物有毒性,不宜在上焦化解,(如在上焦即化)哪里只是没有益处,反而很有害处,那就完全失去了用蜡的本意。

凡是炼蜜应先去掉表面的浮沫,使之熬到颜色微黄,用水试一试蜜不散开,熬一两沸之后做成丸子,就会收敛潮湿而不致粘黏结成块了。

冬季炼蜜,炼时应先加入一杯水为好。宋代寇宗奭的《本草衍义》说:每用蜜一斤,只能炼成十二两(古代十六两为一斤),这是其度数(即百分比)。蜜中掺和药末要待其极沸之时掺和进去,在药臼内捣上千百杵,自然又软又熟,容易搓成条而做成丸药了。

凡是研药末,先要细切,待晒燥后放冷捣碎。有的宜合在一起捣,有的宜各自分散捣。那些滋补润泽的药物,如天冬、麦冬、生地、熟地、当归之类,都应先切碎晒干各自单独捣杵,或隔纸用慢火焙燥,放冷之后再捣杵,就会成为细末;假若放入众多的药物,稍稍停放回润,就不能调和均匀了。凡属湿药经干燥之后,都会大有损耗。应当事先增加药物重量,待干燥之后,再用秤称才能合乎标准。那些汤酒类药物就不必这样做。

凡制造丸药用蜜,先要用绢将药末细筛过。制作散剂,尤其应当精细一些。如果捣制丸药,必须在石臼中捣杵千百遍,使其颜色有利于和合才会做得好。

凡药物要浸酒,都必须细切,用生绢袋装好,这才放进酒中密封起来。根据气温寒热确定浸泡的天数,看到药酒味道浓烈,便可滤取出来,不必等到酒被药物吸干。浸酒的药渣晒燥后略加捣杵,可再次泡酒饮服,也可当作散药服用。

凡制作膏药,必须让膏料少的药物先浸泡,先煎取其汁,这才放入膏料多的药物。煎煮时当用棍棒三上三下地挑动,以便泄去其火气,不要让它沸腾。不妨旋即取出药汁,留下药渣必须再煮,务必使药力竭尽才停止。然后渐渐用慢火,使药汁浓缩成饴糖状,加入炼制的蜂蜜,收取贮存在瓷瓶内,排出火气七天,十四天之后即可使用。

凡是煎制贴在身上的外用膏药,或许要用到醋、酒、油等,必须先让它加以浸泡,然后再煎熬。用棍棒三上三下地挑动,以便泄去其高热之势,使药味发挥出来。上挑时使之吱吱地沸腾,下挑时使沸腾平静,过了好久才会重新沸腾起来。如果有葱白和姜在内,当以渐渐变得焦黄为度;如内有附子、木鳖等药,也要使之焦黄,而不要变得枯黑。滤取药膏必须用新布;如果是内服的膏药,药渣亦可用酒煮饮服;外贴的膏药,其药渣亦可敷贴,也同样是为了竭尽其药力呢。

凡汤膏类方药中用到各种矿物药都要细细地研碎,用新绢包裹放入其中。《本草衍义》说:石类药加入散剂,如朱砂、钟乳石之类,要水研成极细的乳状,必须经过两三天才行,用水漂洗澄清到极细小的程度,才可以服食,哪里只是研细用绢包裹就成了呢!

凡是草叶类药,例如柏叶、荷叶、茅根、蓟根、十灰散(由大蓟、小蓟、荷叶、侧柏叶、茅根、茜草根等组成)之类,焙制时必须要等到焦枯,用器皿覆盖在地上,去掉火性,保存本性。倘若完全烧成死灰,那就白白地浪费了药物而没有什么功效了。

凡是含有脂膏的,如桃仁、杏仁、麻仁等,就必须另外研末,随即加入其他药,合在一起研就匀了。

凡汤剂之中,用一切外形完整的药,都要破开壳再研碎。例如豆蔻、苏子、益智仁、补骨脂之类,不破壳研细,就像稻谷没有破壳成米,无论再怎么煮,也不可能成为煮熟供食用的米饭,就是由于没有破壳的缘故。

凡是用香燥类药,例如木香、沉香、砂仁、豆蔻等,不可久煎久煮,稍加浸泡再煎更妙。

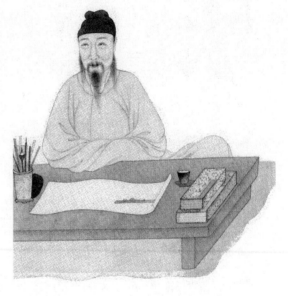

{专家点评}

本篇论述了汤、散、丸、膏、丹等各种剂型方药的制作及其功效,颇切合实用,具有较高的参考价值。汤剂人所共知,不拟细说。散剂是将药物粉碎,混合均匀,做成粉末状制剂。分为内服与外用两类:内服散剂一般是研成细粉,以温开水冲服,量小者亦可直接吞服,如七厘散。亦有制成粗末者,以水煎汁服用,称为煮散,如银翘散。外用散剂一般作为外敷,撒于疮面或患病部位,如金黄散、生肌散等。粉末当以研得极细为好,以便防止刺激疮面。

所谓丸剂,是将药物研成细末,用蜜或水、或糊(米糊、面糊)或药汁、或蜂蜡等拌和,制成圆球形大小不等的药丸。分别称为蜜丸、水丸、蜡丸等。丸药与汤剂相比,吸收较慢,药效持久,节省药材,便于携带与服用。凡药物不耐高热,难溶于水,容易挥发,或毒性较剧烈的,皆不宜熬汤,多适合于做丸剂。丸剂常用于慢性病,多起补养作用;也有用于急症的丸剂,如安宫牛黄丸(能清热解毒)、舟车丸(能行气逐水)等。

所谓膏剂,是将药物用水或植物油煎熬去渣所制成的药膏。分内服和外用两类。内服膏剂有流浸膏、浸膏、煎膏三种;外用膏有软膏、硬膏两种。煎膏又称膏滋,是将药物加水反复煎煮,去渣浓缩后,加炼蜜或炼糖制成半液体剂型。其特点是体积小,含药量高,便于服用,口味甜美,有滋润补益作用。一般用于慢性虚损病人,有利于较长时间用药,如鹿胎膏、八珍益母膏等。软膏具有黏稠性,持久发挥疗效,常用于疮疡疖肿、烧伤及某些皮肤病。硬膏又称膏药,将其贴于患处或穴位上,可治疗局部疾病或全身性疾病,如疮疡肿毒、跌打损伤、风湿痹症及腰痛、腹痛等。常用的有狗皮膏和暖脐膏等。

所谓丹剂,系依方精制的中成药,一般为粉末状或颗粒状。内服的多以贵重药品或疗效显著的药物制成,如天王补心丹、至宝丹、活络丹、紫雪丹等。外用的多含有汞硫等矿物药,经过加工升华或熔化提炼而制成,多为粉末状,如白降丹、红降丹等。此类药毒性较大,严禁内服,只可将药粉涂撒于疮面,常用于治疗疮疡痈疽疔肿疖肿等症。

七 十分注重食疗

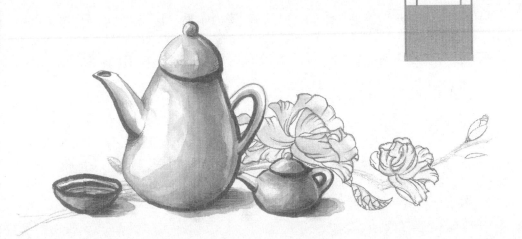

(一)论病后调理服食法

﹛名著选录﹜

凡一切病后将愈,表里气血耗于外,脏腑精神损于内,形体虚弱,倦怠少力,乃其常也。宜安心静养,调和脾胃为要。防风寒,慎起居,戒恼怒,节饮食,忌房劳,除妄想,是其功要。若或犯之,即良医亦难奏功矣。勿以身命等蜉蝣,如灯蛾之扑焰,自损其躯哉!戒之,戒之,例次如左(下):

初愈务宜衣被适寒温。如太热(则)发渴、心烦,助虚热;如寒则又令外邪仍入内。

伤寒时疫,身凉脉缓,宜进青菜汤,疏通余邪。如觉腹中宽爽,再进陈仓米清汤,以开胃中谷气。一二日后,可进糜粥盏许,日三四次,或五六次,慎勿太过。或用陈豆豉,或清爽之物过口,或清水煮白鲞,醋点极妙;再渐进活鲫鱼汤调理百日方无食复、劳复等症。

食后复发热,宜断谷即愈。服调脾胃之剂,切勿用骤补热药,须从缓处治,能收全功。

一切痛，忌食猪脂、湿面、鸡、羊、腻滞、煎炒等物，犯之复发难治。

中风后，忌服辛散香燥等药，及猪、羊、鹅、鸡、鱼腥、荞面、芋、蛋，滞气发病等物。

病后忌房劳，犯之舌出数寸死。劳嗽发热，水肿喘急，宜淡食，忌盐物。疟痢后，忌饱食，及香甜、滑利、诸血之物，生冷、梨瓜之物。痈疽发背，忌同伤寒。

虚损咳嗽骨蒸，忌用大热温补等药，宜服补阴药，培养真元，庶几可也。产后切禁寒凉等物，虽在酷暑之日，亦所不宜。世多误用，以致伤生，特为拈出。痘疹后，不善调摄，多致危殆，因其忽略保护故也。

凡病后，如水浸泥墙，已干之后，最怕重复冲激，再犯不救。今具食疗方于左(下)，为保身者之助，并理畏服药者，以便于养老慈幼云。(《寿世青编·卷下》)

{帮您解读}

大凡一切疾病后期将要痊愈之时，表里气血消耗显现于外,在内则脏腑精神已经受到损伤,人体外形很虚弱,疲倦懒惰,少气无力,是一种正常状态。应当安心静养,更要好好调和脾胃。当注意防止风寒,谨慎起居,戒除恼怒,节制饮食,切忌房劳损伤,除去各种妄想,这是养生康复最为切要之处。倘若违反了上述几点,即使遇上技艺高超的医生也很难取得康复效果。不要把自己的生命等同于短命的蜉蝣,又好像飞蛾去扑火焰一般,只能损害自己的躯体啊!要禁戒,要禁戒,特将病后康复的要点依次排列如下:

疾病刚刚痊愈的人,其衣服被窝必须适应寒温的变化。如果衣被过厚太热,就会使人发渴、心烦,会加重虚热的症状;如果太冷,又会使外邪侵入体内。

得了伤寒与时疫(指瘟疫等季节性的传染病),身体凉而脉缓,应当吃素淡的青菜汤,疏散余下的邪毒。如果觉得腹中宽爽,再进食一些陈仓米所熬的清汤,就能开通胃中的谷气。一两天之后,可进食一两盅熬得很烂的粥，每日三四次或五六次均行，只是要谨慎,不要吃得过多。或者用陈豆豉,或者用清爽之物熬汤过过口，或者用清水煮白鱼干成汤,再加入一点醋调味极妙;然后再渐渐地用活鲫鱼煮汤调理一百多天,才不会发生食复(指因饮食而引起旧病复发)和劳复(指因劳累而引起旧病复发)等病症。

进食以后又发热,当停止进餐即可痊愈。应服食调理脾胃的方剂，切记不可骤然使用温补药,必须缓慢地加以调治,才能获得全面的效果。

凡一切疼痛的疾病,都忌食猪油、湿面、鸡肉、羊肉及一切腻滞、煎炒的肥厚食物。违反了这一点而导致宿疾旧病复发就很难治了。

患过中风病之后,禁忌服食辛温发散芳香干燥等类药物,以及猪肉、羊肉、鹅肉、鸡肉、鱼腥、荞面、芋头、蛋类等滞气发病的食物。

大病初愈之后切忌房事过度,若不遵禁忌则将吐出舌头数寸而死。虚劳咳嗽发热,水肿喘急,应当淡食,禁食盐咸之物。患过疟疾、痢疾之后,切忌过于饱食,也不可吃香甜、滑利、各种带血的食物,生冷、梨子及瓜果等物亦不可食。痈疽与背部生疮,其注意事项与伤寒病相同。

虚损、喘咳、骨蒸潮热,切忌用大热温补之品,当服用滋阴的药物,培补其元气,也许可以获得满意的效果。妇女产后切不可吃寒凉之物,即使在酷热盛暑之日,亦不宜吃。世人大多在产后误用寒凉之物,以致损伤了生命,故特意提出这一点。患了痘疹之后,如果不善于调理摄养,大多带来危险,这是由于忽略了病后护理保养之故。

凡人体患过疾病之后,如同被水淹浸过的土墙那样,即使已经干燥了,也最怕再次被水冲击,一旦再犯就无法救治了。现今将食疗方列举于后,充作保养身体的辅助,既可使惧怕服药之人有办法进行调理,又便于尊老爱幼之人能够参考运用。

{专家点评}

这是作者为食疗方所写的概说,指出了如何重视病后调养的各种注意事项。认为大病初愈之后，人体元气已经大受损伤，体质仍较虚弱，在饮食起居、动静劳逸、房室生活、思想情志等各个方面，都必须严加注意，慎之又慎，不可放纵，当千方百计地防止旧病复发。正如本篇所指出的那样："宜安心静养，调和脾胃为要。防风寒，慎起居，戒恼怒，节饮食，忌房劳，除妄想，是其功要。若或犯之，即良医亦难奏功矣。"包括饮食和饥饱劳逸在内，倘若不遵戒忌，继续任意放纵，势必导致旧病复发，其后果就十分严重了。然而在整个康复期间，讲究保养脾胃，注意食疗食补，更是有着十分重要的作用和意义。

(二)食治秘方

{名著选录}

客曰：万病皆从口入，如何食反能治病耶？盖草木药石得五行之偏气，如人之得疾，因五脏有偏胜，则气血有偏倾，故用偏气之药物，治五脏偏胜之气血，使得归其正。然中病则已，不可过焉，过则药又反能生病也。

是故饮食,人赖以养者,食嗜之,所以有万病皆从口入之说,亦犹是耳。且五谷得五行之正气,尚有是说。盖饮养阳气,食养阴气,《内经》言之详矣。五谷为养,五果为助,气血调和,长有天命。何况今人忽而不讲,唯知药可治病,不知饮食起居之间能自省察,得以却疾延年也。古人食治之方,良有深意,卫生者鉴之。(此后即分为风、寒、暑、湿等 28 门,分别列举食疗方,皆出自《寿世青编·卷下》)

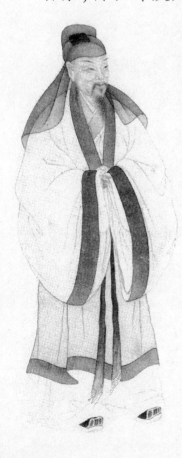

帮您解读

有人说:万病都从口中传入,为什么食物反而能够治病呢?大概草木药石得到了五行的偏胜之气,例如人体生病,因五脏有偏盛之气而形成,气血便有偏盛偏衰的反应,所以用药物的偏胜之气,来促使脏腑的气血回归正常。然而只要打中疾病要害即可停药,不可过度用药,过度用药反而又会滋生疾病。

由于饮食是人体赖以养生的,而饮食又易出现过于偏嗜偏好的情况,因而有万病皆从口入的说法,也同样是这个道理。本来五谷能够得到五行的正气,尚且有这样的说法。大概饮料能养阳气,食物能养阴气,《内经》已谈得很详细了。五谷为主要养生物质,五果可辅助养生,气血能够调和,就可长期维持生命。何况由于今人忽略食疗而不甚讲究,只知道用药物治病,不懂得在饮食起居之间,若能注意自我省察,就可消除疾病而能延年益寿。古人的食疗方剂,确有深刻的用意,希求保养生命的人应当明鉴。

∮专家点评∮

上面这段话,是对食疗方的简要说明,充分肯定了食疗方在健身防病治病方面的重要作用。所谓养生防病,并非单纯依靠药物,更主要的是依靠饮食调养。《内经》早就指出:"五谷为养,五果为助,五畜为益,五菜为充,气味合而服之,以补精益气。"作者尤乘认为,倘能按照《内经》所论去做,就可达到"气血调和,长有天命"之目标。并说,只要在"饮食起居之间,能自省察",便可"得以却病延年"。接着便搜罗了一大批食疗方,并且分为风、寒、暑、湿等13门,将诸方分列在各门之下,颇具实际参考价值。现将各门所列食疗方抄录如下:

1.风门食疗方

①葱粥:治伤风鼻塞,妊娠胎动,产后血晕。用糯米煮粥,临熟入葱数茎,再略沸食之。

②苍耳粥:治目暗不明,及诸风鼻流清涕,兼治下血痔疮。用苍耳子五钱,取汁,和米三合煮食。

③乌鸡臛(肉羹):治中风烦热,言语秘涩,或手足发热。用乌鸡肉半斤,葱白一握,煮熟。入麻油、盐、豉、姜、椒,再煮令熟,空腹食。

④黄牛脑子酒:治远年近日,偏正头风。用牛脑一个切片,白芷、川芎末各三钱,同入磁(瓷)器内,加酒煮熟,乘热食之,尽量而醉,醉后即卧,卧醒疾

若失。

⑤猪胰酒:用猪胰一具,浸酒一时(一个时辰即二小时),饭上蒸熟食。不过十具愈。又方:白煮猪肚一枚食之,顿尽三个愈,切忌房事。

2.寒门食疗方

①干姜粥:治一切寒冷,气郁心痛,胸腹胀满。用白米四合,入干姜、良姜各一两,煮食。

②生姜煎:治反胃羸弱。生姜切片,麻油煎过,为末,煮粥调食。

③生姜酒:治霍乱转筋,入腹欲死,心腹冷疼。生姜三两捣,陈酒一升,煮两三沸服,仍以渣贴疼处。

④生姜醋浆:治呕吐不止。生姜一两,醋浆二合,银器煎取四合,连渣嚼呷。又杀腹内长虫。

⑤茱萸粥:治心气痛不止,胸腹胀满。用吴茱萸二分,和米煮粥食之。又方:川椒茶,治同上。

⑥丁香熟水:治亦同上。丁香一二粒打碎,入壶倾滚水在内,其香勃然,大能快脾利气,定痛辟寒。

⑦肉桂酒：治感寒身体疼痛。用辣桂末二钱，温酒调服。腹痛泄泻，俗以生姜、吴萸、温酒俱效。如跌扑伤坠疼痛，淤血为患，宜用桂枝。

⑧豆蔻汤：治一切冷气，心腹胀满，胸膈痞滞，哕逆呕吐，泄泻虚滑，水谷不消，困倦少力，不思饮食。用肉豆蔻仁四两，面裹煨，甘草炒，一两，白面炒，四两，丁香盐炒，五钱，共为末。每服二钱，沸汤点服，空腹妙。

3.暑门食疗方

①绿豆粥：解暑渴。用绿豆淘净，下汤煮熟，入米同煮食之。

②绿豆酒：治同上。用绿豆蒸熟，浸酒服。又方：加黄连少许。

③桂浆：解暑渴，去热生凉，益气消痰。官桂末一两，白蜜二两，先以水二斗，煎至一斗，候冷入磁(瓷)坛中，入桂、蜜二味，搅一二百余遍，先用油纸一层，外加棉纸数层，以绳封之。每日去纸一重，七日开之，气香味美。或以蜜封，置井中一日，冰冷可口。

每服一二杯,百病不作。

4.湿门食疗方

①薏苡粥:去湿气肿胀,利肠胃,功胜诸药。用薏米淘净,对配白米煮粥,入白糖一二匙食。

②郁李仁粥:治水肿,腹胀喘急,二便不通,体重痛痹,转动不能,脚气亦宜。郁李仁二两,研汁,和薏米五合,同米煮粥食。

③赤豆粥:利小便,消水肿脚气,辟邪疠。赤豆淘净,同陈仓米对配煮粥,空腹食。

④赤小豆饮:治水气胀满,手足浮肿,气急烦闷。赤豆三升,樟柳枝一升,同煮豆熟为度,空心去枝取豆食,渴则饮汁,勿食他物,自效。

⑤桑皮饮:治水肿、腹胀喘急。用桑根白皮四两,和米四合,煮烂可食。

⑥紫苏粥:治老人脚气。用家园紫苏,细捣,入水研汁,搅匀食之。

⑦鲤鱼臛:治水肿,满闷气急,不能食,皮肤欲裂,四肢常疼,不可屈伸。用鲤鱼十两,葱白一握,麻

子一升,取汁煮作羹臛,入盐、豉、姜、椒调和,空心慢食。又方:鲤鱼二斤,陈皮二两,煮烂,入青盐少许,拌匀空食。

⑧苍术酒:治诸般风湿,疮疡脚气下重。苍术三十斤、洗净打碎,以东流水三石(担),浸二十日,去渣,以汁浸曲,如家造酒法,酒熟任饮,不拘时,忌桃李。

⑨松节酒:治冷风虚弱,筋骨挛痛,脚气缓痹。(一方松叶酒,治同造同)用松节煮汁,同曲米酿酒饮。松针捣煎亦可。

⑩白石英酒:治风湿周痹,肢节湿痛,肾虚耳聋。白石英、磁石,煅,醋淬七次,各五两,绢袋盛,浸酒中五六日,温饮;如少加酒,尽其力可也。

⑪逡巡酒:补虚益气,去一切风痹湿气,耐老延年,久服自效。造法:三月三日,收桃花三两三钱;五月五日,收马兰花五两五钱;六月六日,收脂(芝)麻花六两六钱,九月九日,收黄甘菊花九两九钱,以上俱阴干。十二月八日,取腊水三斗;待春分,取桃仁四十九粒,去皮尖;白面十斤,同前花和作曲,纸包

阴干,四十九日听用。欲造酒,煮糯米饭一升,白水一瓶,曲一丸。用曲一块,封良久,酒即成矣。如淡,再加曲一丸。

⑫五加皮酒:去一切风湿痿痹,壮筋骨,填精髓。五加皮洗净去梗,煎汁,和面米酿成饮之;或切碎袋盛浸酒,煮饮,或加当归、牛膝、地榆等。

⑬仙灵脾酒:治偏风不遂,强筋壮骨。仙灵脾一斤,袋盛浸无灰酒二斗,封固三日饮之。

⑭女贞皮酒:治风虚,补腰膝。女贞皮切开,浸酒煮饮之。

⑮薏苡酒:去风湿,强筋骨,健脾胃。用薏米粉,同面米酿之,或将袋盛,煮酒饮之亦可。

⑯海藻酒:治瘿气。用海藻一斤,洗浸无灰酒(没有放入石灰以防酸变的酒),日夜细饮。

⑰黄药酒:治诸瘿气。用万州黄药切片一斤,袋盛浸酒煮饮。

5.燥门食疗方

①生地粥:滋阴润肺,及妊娠胎漏,下血目赤。

生地捣汁,米二合,煮熟入汁一合,调匀再煮,加熟蜜少许,空心服。

②麻苏粥:治产后血晕,汗多便闭,老人血虚,风闭,胸腹不快,恶心吐逆。用家园苏子、麻子各五钱,水淘净微炒,研如泥,水滤取汁,入米煮粥食之。

③百部酒:治久近一切咳嗽。百部切炒,袋盛浸酒,频频饮之。

④蜜酒:孙真人治风疹风癣,肌肤燥痒。沙蜜一斤,糯米饭一斤,曲五两,熟水五升,同入瓶内,封七月成酒。寻常以蜜入酒代之。

⑤人乳粥:润肺通肠,补虚养血。用壮实无疾女人乳汁,俟粥半熟,去汤下乳,代汤煮熟,置碗中,加酥油一二钱,调匀食。

⑥槐枝酒:治大麻痿痹。槐枝煮汁,如常酿酒法。

⑦巨胜(黑芝麻)酒:治风湿痹弱,腰膝疼痛。巨胜子二升,炒薏米二升,生地半斤,袋盛浸酒饮。

⑧蚕沙酒:治风缓麻痹,诸节不遂,腹内宿痛。

原蚕沙(即蚕屎)炒黄,袋盛浸酒服。

⑨紫酒:治中风,口偏不语,角弓反张,鼓腹不消。鸡屎白一升,炒焦,投酒中,待紫色频饮。

6.火门食疗方

①甘蔗粥:治咳嗽虚热,口干舌燥,涕吐稠黏。用甘蔗取汁三碗,入米三合煮粥,空心食之。

②竹沥粥:治痰火如神。如常煮粥法,以竹沥下半杯饮之。

③绿豆酒:治阴虚痰火诸疾。用绿豆、山药各二两,黄柏、牛膝、元(玄)参、沙参、白芍、山栀、天麦(二)冬、花粉、蜂蜜,各一两半,当归一两二钱,甘草三钱,以好酒浸之饮。

④黄连酒:有火症及发热,不宜饮酒。盖酒性大热,助病为虐,多致不治;倘遇喜庆事,必欲饮,用此。以黄连、绿豆各一钱,枸杞三钱,浸酒饮。

⑤黄柏酒:有相火而好饮者宜。如生疮疥及肌肤不泽,用黄柏一两,猪胰四两,生浸饮。一味猪胰浸酒,令妇人多乳,催乳更妙。

⑥小麦汤：治五淋不止，身体壮热，小便满闷。小麦一升，通草二两，水煎。不时可啜，自效。

⑦甘豆汤：治一切烦渴，二便濇少，及风热入肾。黑豆二合，甘草二钱，生姜七两，水煎服。

⑧藕蜜膏：主虚热口渴，大便燥结，小便秘痛。藕汁、蜜各四升，生地汁一升，和匀，慢火熬成膏，每服半匙，口含噙化，不时用，忌煎炒。

⑨竹叶粥：治膈上风热，头目赤痛，止渴清心。竹叶五十片，石膏二两，水三碗，煎至二碗，澄清去渣，入米三合，煮粥，加白砂糖二钱食。

⑩四汁膏：清痰降火，下气止血。雪梨、甘蔗、鲜藕、薄荷叶各等分，捣汁，入瓦锅，文火熬膏，频频饮。

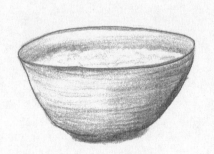

7.调理脾胃门食疗方

凡病后脾胃弱，肌肉瘦，择相宜者食之，以助药力，绝妙。

①人参粥：治翻胃吐

酸,及病后脾虚。用粟米一合,煮粥,入人参末、姜汁各五钱,和匀空心食。

②门冬粥:治咳嗽及翻胃。用麦门冬浸汁,和米煮粥,妊妇食之亦宜。

③粟米粥:治脾胃虚弱,呕吐不食,渐加尪羸。粟米、白曲等分,煮粥,空心食,极养脾胃。一人病淋,性不可服药,予令日啜此粥,绝去他味。旬日减,月余痊。饮食妙法。

④理脾糕:治老人小儿脾泄水泻。用松花一升,百合、莲肉、山药、薏米、芡实、白蒺藜,各末一升,粳米粉一斗二升,糯米粉三升,砂糖一斤,拌匀蒸熟,炙干食之。一方加砂仁末一两。

⑤苏蜜煎:治噎病吐逆,饮食不进。紫苏叶二两,白蜜、姜汁各五合,和匀,微火煎沸,每服半匙,空心细咽。

⑥姜橘汤:治心满闷结,饮食不进。用生姜二两,陈皮一两,空心水煎服。

⑦芡实粥:益精气,强智力,聪耳目。用芡实去

壳三合,新者研如膏,陈者作粉,和粳米三合,煮粥食。

⑧莲子粥:治同上,健脾胃,止泻痢。莲肉一两,去衣煮烂,研细,入糯米三合,煮粥食。

⑨扁豆粥:益精补脾,又治霍乱吐泻。白扁豆半斤,先煮豆烂去皮,入人参二钱,下米煮粥。

⑩山药粥:补下元,固肠止泻。怀庆山药为末四分,配六分米煮食。

⑪茯苓粥:治脾虚泄泻,又治不寐。粳米二合,茯苓末一两,煮好,再下茯苓末一两,再煮烂食。

⑫萝卜粥:消食利膈。萝卜大者一个,配米二合煮食。

⑬胡萝卜粥:宽中下气,煮法同上。

⑭苏子粥:下气利膈。紫苏子微炒一合,研汁去渣,粥好下汁,再煮食之。

⑮茴香粥:和胃治疝。用小茴香炒,煎汤去渣,入米煮粥食。

⑯胡椒粥、吴茱萸粥:并治心腹疼痛。煮法同上。

⑰莲肉糕:治病后胃弱,不消水谷。莲肉、粳米各炒四两,茯苓二两,共为末,砂糖调和,每用两许,白汤(温开水)送下。

⑱豆麦粥:治饮食不住口,仍易饥饿,近似中消。用绿豆、糯米、小麦各一升,炒熟为末,每用末一升,滚水调服。

⑲清米汤:治泄泻。用早米半升,东壁土一两,吴茱萸三钱,同炒香熟,去土、萸,取米煎汤饮。

⑳米饮(米汤):治咽中作哽,下食则塞,反胃不止。用杵头糠炒一两,煮米饮,调匀,空心食。

㉑黄鸡馄饨:治脾胃虚弱,少食,萎黄,益脏腑,悦颜色。用黄鸡肉五两,白面二两,葱白二合,切作馄饨,入咸椒和之,煮熟空心食。

㉒松子粥:润心肺,和大肠。同米煮粥食。炒面入粥同食,止白痢;烧盐入粥同食,止血痢。

8.气门食疗方

①杏仁粥:治上气咳嗽。扁杏仁去皮尖二两,研如泥,或加猪肺,同米三合煮食。

②莱菔子粥：治气喘。用莱菔子即萝卜子三合，煮粥食。

③猪肾粥：治脚气顽痹，行履不便，疼痛不止。猪肾两枚，切碎，葱白五茎，米三合，同煮，临熟加盐、豉、椒，调和食之。

④羊肾粥、鹿肾粥：治同法同。(言与猪肾粥治同法同)

⑤鸡肝粥、羊肝粥：并补肝明目，煮法同上。

⑥鹿胶粥：治诸虚，助元阳。煮粥入胶，熔化即是。

⑦霹雳酒：治疝气偏坠，妇女崩中下血，胎产不下。用铁锤火烧赤，淬入酒中饮之。

9.血门食疗方

①阿胶粥：止血补虚，厚肠胃，又治胎动不安。糯米煮粥，临熟入阿胶末一两，和匀食。

②桑耳粥：治五痔下血，常烦热羸瘦。桑耳二两，取汁，和粳米三合，煮熟，空心食。

③槐茶：治风热下血，明目益气，止牙疼，利脏

腑,顺气道。嫩槐叶,蒸熟晒干,每日煎如茶法。

④柏茶:止血滋阴。侧柏叶晒干,煎汤代茶饮。

⑤醒醐酒:治鼻衄不止。萝卜自然汁,入好酒一半,和匀温服。

⑥韭汁酒:治赤痢,又治心痛,以其散气行血。连白韭菜一把,去梢取汁,和酒一杯温服。

⑦马齿苋羹:治下痢赤白,水谷不化,腹痛。马齿苋菜煮熟,入盐、豉或姜、醋,拌匀食之。

⑧猪胰片:治肺损,嗽血咯血。猪胰切片,煮熟,蘸薏仁末,空心服;如肺痈,米汤下。

⑨羊肺肝肾:治吐血咯血,损伤肺、肾及肝,随脏引用。或肺或肝或肾,煮熟切片,蘸白芨末食。欲知血从何经来,用水一碗,吐入水中,浮者肺也,沉者肾也,半浮半沉者肝也。

10.痰门食疗方

苏子酒:主消痰下气,润肺止咳。家紫苏子炒研,绢袋盛之,浸酒中,日日饮之。

11.阴虚门(忌酒)食疗方

①芡实粥:见前脾胃门。

②枸杞粥:治肝家火旺血衰,益肾气。甘州枸杞一合,米三合,煮食。又方:采鲜叶如常煮粥食,入盐少许,空腹食佳。

③鳗鱼臞:补虚劳,杀虫,治肛门肿痛,痔久不愈。鳗鱼细切,煮作臞,入盐、豉、姜、椒,空心食。

④牛乳粥:补虚赢。如常煮熟,加入牛乳和匀食。

⑤羊肝粥、鸡肝粥、鸡汁粥:并治虚劳。

12.阳虚门食疗方

①羊肉羹:治下焦虚冷,小便频数。羊肉四两,羊肺一具,细切,入盐、豉,煮作羹,空心食。

②胡桃粥:治阳虚腰疼及石淋、五痔。胡桃肉煮粥食。又浸酒方:加小茴香、杜仲、补骨脂。

③桂花酒:酿成玉色,香味超然,非世间物也。

④羊羔酒:大补元气,健脾胃,益腰肾。此为宣和(宋徽宗年号)化成殿方,用糯米一石,如常浸浆

取蒸,再入肥嫩羊肉七斤,曲十四两,杏仁一斤,同煮烂,连汁拌饭,加入木香一两刬,同酿,勿犯水,十日熟。

13.诸虚门(食疗方)

①参归腰子:治心气虚自汗。人参五钱,当归四两,猪肾一枚,细切,同煮食之,以汁送下。

②煨肾法:治肾虚腰痛。猪肾一枚,薄切五七片,以椒、盐淹去腥水,以杜仲末三钱在内,包以薄荷,外加湿纸,置火内煨熟,酒下。如脾虚,加补骨脂炒末二钱。

③猪肾酒:治同上。用童便二钟,好酒一钟,以磁(瓷)瓶贮之,取猪肾一对入内,黄泥封固,日晚时以慢火养熟,至中夜止,五更初以火温之,发瓶饮酒食腰子。病笃者只一月效。平日虚怯,尤宜食,绝胜草木金石之药也。

④猪肚方:治虚羸乏气。人参五钱,干姜、胡桃各二钱,葱白七茎,糯米三合,为末,入猪肚内,扎紧,勿以泄气,煮烂空心服,以好酒一二杯送之。

⑤牛乳方：老人最宜。补心脉，安心神，长肌肉。为人子者，常常供之，或为乳饼、乳腐，较诸物胜。

⑥山药酒：补虚损，益颜色，又治下焦虚冷，小便频数。用酥一匙，于铛中熔化，入山药末，熬令香。入酒一杯，调匀，空心饮。

⑦生栗方：治脚气，及肾气损，脚膝无力。用生栗蒸熟，风干，每日空心食十枚，效甚。

⑧水芝丸：补五脏诸虚。莲肉一斤去心，入猪肚内扎定，煮烂捣丸，如(梧)桐子大，每服三四十丸，空心酒下。

以上诸方，其治病之功，胜于药石。人但知药能治病，而不知食能治病。孙真人有言曰：医者先晓病原，知其所犯，以食治之，食疗不愈，然后议药。不特老人小儿相宜，凡颐养及久病厌药者，亦未为不可也。(《寿世青编·卷下》)

{专家点评}

以上计分13门，共列举食疗方100多首，因其文字较为通俗易懂，故不作语译。尤乘在此对孙真人即唐代著名医药家兼养生学家孙思邈的食疗观作了充分的肯定,并加以继承与发扬。孙思邈在《千金要方·卷二十六·食治》中曾说:"安身之本,必资于食,救疾之速,必凭于药。不知食宜者,不足以存生也……是故食能排邪而安脏腑,悦神爽志,以资血气。若能用食平疴释情遣疾者,可谓良工,长年饵老之奇法,极养生之术也。夫为医者,当须先洞晓病源,知其所犯,以食治之,食疗不愈,然后命药。"认为若能采用饮食疗法治愈疾病,那就是医术高明的上等医生,同时食疗也是极其重要的养生手段。大凡有病,首先应当采用食疗的方法进行调理,只有在食疗无效时才会使用药物疗法。因为是药三分毒,药疗有其副作用,而食疗则可避免毒副反应。上述食疗方,人们可根据各自的体质状况有选择地使用。方中所配食材或药物的容量单位为石(担)、斗、升、合,1石为10斗,1斗为10升,1升为10合;重量单位为斤、两、钱、分,1斤为16两,1两为10钱,1钱为10分。古代1斤约合500克,每两约合30

克,每钱约合 3 克,每分约合 0.3 克。古代 1 升略大于今之 1 市升,只能根据食材或药物的质地等具体情况加以推算或估算。

八 抄录了前人的养生歌诀

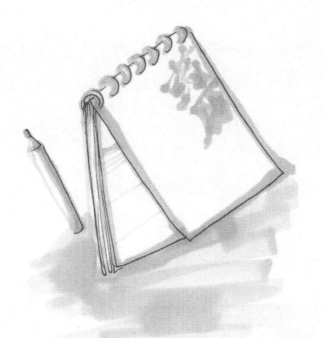

(一)孙真人卫生歌

{名著选录}

天地之间人为贵,头像天兮足像地。

父母遗体宜保之,箕畴五福寿为最。

卫生切要知三戒,大怒大欲并大醉;

三者若还有一焉,须防损失真元气。

欲求长生先戒性,火不出兮神自定;

木还去火不成灰,人能戒性方延命。

贪欲无穷忘却精,用心不已走元神;

劳形散尽中和气,更复何能保此身。

心若太费费则竭,形若太劳劳则歇;

神若太伤伤则虚,气若太损损则绝。

世人欲知卫生道,喜乐有常嗔怒少;

心诚意正思虑除,顺理修身去烦恼。

春嘘明目木扶肝,夏至呵心火自闲;

秋呬定收金肺润，冬吹肾水得平安。
三焦嘻却除烦热，四季常呼脾化餐；
切忌出声闻口耳，其功尤胜保神丹。

发宜多梳气宜炼，齿宜频叩津宜咽；
子欲不死修昆仑，双手揩摩常在面。
春月少酸宜食甘，冬月宜苦不宜咸；
夏要增辛减却苦，秋辛可省便加酸。

季月可咸甘略戒，自然五脏保平安。
若能全减身康健，滋味偏多多病难。
春寒莫教棉衣薄，夏月汗多须换着；
秋冬衣冷渐加添，莫待病生才服药。

唯有夏月难调理，内有伏阴忌凉水；
瓜桃生冷宜少餐，免致秋来成疟痢。
君子之人守斋戒，心旺肾衰宜切记；
常令充实勿空虚，日食须当去油腻。

太饱伤神饥伤胃,太渴伤血并伤气;
饥餐渴饮勿太过,免致膨脬伤心肺。
醉后强饮饱强食,未有此生不成疾;
人资饮食以养身,去其甚者自安适。

食后须行百步多,手摩脐腹食消磨;
夜半灵根灌清水,丹田浊气切须呵。
饮酒可以陶情性,剧饮过多招百病;
肺为华盖倘受伤,咳嗽劳神能损命。

慎勿将盐去点茶,分明引贼入其家;
下焦虚冷令人瘦,伤肾伤脾防病加。
坐卧切防脑后风,脑内入风人不寿;
更兼醉饱卧风中,风才一入成灾咎。

雁有序兮犬有义,黑鲤朝北知臣礼;
人无礼义反食之,天地神明俱不喜。

养体须当节五辛,五辛不节损元神;
莫教引动虚阳发,精神枯竭定丧身。

不问在家并在外,若遇迅雷风雨至;
急须端肃敬天威,静室收心须少避。
恩爱牵缠不自由。利名萦绊几时休;
放宽些子自家福,免致中年早白头。

顶天立地非容易,饱食暖衣宁不愧!
思量无以报洪恩,早暮焚香谢天地。
身安事永寿如何? 胸次平夷积善多。
惜身惜命兼惜气,请君熟玩卫生歌。

（《寿世青编·卷上》）

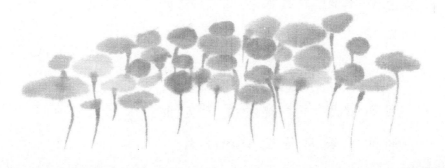

⟪帮您解读⟫

天地之间以人最为宝贵，

头部好像是天而两脚好像是地。

父母遗传给自己的身体要好好保护，

箕子在《尚书》中论九畴五福时把寿字放在首位。

护卫生命急需懂得三戒，

要戒大怒、大欲(色欲)和大醉；

三者之中如有一个留存在身，

必须谨防损失真元之气。

要想求得长生当先戒性欲，

欲火不出现则神气自然安定；

木如果离开了火就不会烧成灰，

人能禁戒性欲才会延长寿命。

贪图色欲无穷而忘记保养阴精，

用尽心思不止就会走失元神；

形体劳累而散尽中和之气，

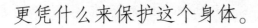

更凭什么来保护这个身体。

用心过度会使心气竭耗，
形体过于劳累必致体力竭尽，
神若大伤会使人体虚弱，
气若大损会使真气断绝。
世人要想懂得养护生命的原则，
就当喜乐有度并减少嗔怒；
心意诚恳纯正而消除杂乱的思虑，
顺从常理修身养性而除去一切烦恼。

春天用嘘字呼气法可以明目而扶助肝木，
夏天用呵字呼气法则心火自然闲静，
秋天用呬字呼气法能润泽肺金，
冬天用吹字呼气法可使肾水平安；
嘻字呼气法可调和三焦而除去烦热，
四季常用呼字呼气法可调养脾胃而促进消化。
各种呼气法切忌发出声音而使耳朵听到，

呼气微细深长的功法可胜过保神丹药。

头发宜多梳而气的吐纳功法要经常操练，

牙齿应频频叩击而津液宜经常吞咽；

你要追求长生不死就得修炼头脑，

双手不时在脸部进行按摩。

春天少食酸味而宜吃甘甜之物，

冬季宜食苦味而不宜吃咸味之物；

夏天当增加辛辣而减少苦味食品，

秋季应减少辛辣而增加酸味食物。

季月(各季的第三个月)可食咸味而当禁戒甜食，

自然可以保证五脏平安。

若能全面减少饮食五味则身体强健，

滋味(食物)太多反而会增加病害。

春寒之时棉衣不可太单薄，

夏季汗水很多,衣服应经常洗换；

秋冬季节不断变冷,衣服当渐渐增添，

不要等到生病之后才去服药。

唯有夏季最难调理，

阴气伏藏于体内当忌饮凉水；

瓜果桃李等生冷之物应少食，

免得秋天容易招致疟疾和痢疾。

君子之人当严守斋戒(指吃素与戒杀生)，

夏天心旺肾衰的生理特点要牢记；

要经常使肾气充实而不空虚，

每天的饮食均应戒忌油腻。

吃得太饱会伤神而过饥则伤胃，

口渴太过则伤血又伤气；

饥时进餐与渴时饮水均不可太过，

免得胸腹胀满而损伤心肺。

醉酒之后强饮与饱食之后勉强进食，

这种人没有不生病的；

人们要依靠饮食来滋养身体，

避免过度饱食或醉酒自然就会安康舒适。

饭后应当行走一百多步，

双手按摩脐腹部位可促进食物消化。

夜半舌头不断搅取津液灌服于体内，

丹田中的浊气必须用呵字呼气法排除。

饮酒适量可以陶冶性情，

若过量饮酒必定招致疾病。

肺居上焦而为五脏华盖如果受伤，

势必咳嗽伤神而减损寿命。

注意不要将盐放入茶水中，

有如将贼寇引进自家门。

下焦虚冷会使人瘦弱，

若损伤脾肾两脏当严防疾病增加。

坐卧之时严防脑后有风，

风入脑内寿不长；

更加醉饱之后寝卧于风中，

一旦风邪侵入必成病灾。

大雁飞行有序而家犬颇有情义，

黑鱼头朝北面而略知臣子之礼；

人不讲礼义反而要吃它们，

天地神明对此全不欢喜。

保养身体必须节制五种辛味蔬菜 (指韭、薤、

蒜、芸苔、芫荽；按：此说并不完全可取)

五辛不节必定损伤元神。

不要弄得精血亏损而使虚阳外浮，

精神枯竭定会导致丧身。

不论居家还是在野外，

假若碰到炸雷与暴风雨来临，

必须立即端庄地敬重天威，

快速进入室内安静地加以躲避。

人间的恩爱之情牵连太多则不自由，

为名利所牵挂和羁绊不知何时罢休；

抛弃名利而放宽心思就是自家福气，

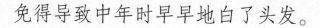

免得导致中年时早早地白了头发。

做一个顶天立地的人很不容易，
吃饱穿暖难道内心毫无惭愧？
细想这大恩大德无法报答，
只有早晚焚香虔诚拜谢天地。
要想身体安康寿命长久该怎样做呢？
当心胸宽广平和多多积善修德。
若要爱惜生命与养护真元之气，
请你反复诵读、熟记、玩味这首卫生歌。

专家点评

这首《孙真人卫生歌》，相传为唐代名医孙思邈所撰，历代养生文献多有转载，明代高濂的《遵生八笺》就曾载录此歌。清代尤乘更是非常重视这首养生歌诀。此歌篇幅很长，七言押韵，全歌104句，共728字。其内容涉及做人处世与养生保健的各个方面。诸如人体必须顺应天地阴阳四时的变化规律，讲究起居作息与动静劳逸适度，饮食清淡而有节制, 荤素搭配, 不要吃得过于油腻或过饱; 坚持操练健身运动如呼吸吐纳, 导引按摩, 梳头叩齿。在思想情志方面, 主张淡泊名利, 禁戒忧愁恼怒, 不可大喜大乐; 在道德修养方面则反复强调要多行善积德, 多施少取, 多爱少恨。这些大多是十分可取的。歌中有些语句值得反复诵读牢记, 如说"卫生切要知三戒, 大怒大欲并大醉", "世人欲知卫生道, 喜乐有常嗔怒少", "发宜多梳气宜炼, 齿宜常叩津宜咽", "太饱伤神饥伤胃, 大渴伤血并伤气, 饥餐渴饮勿太过, 免致膨脬伤心肺", "身安寿永事如何? 胸次平夷积善多"。诸如此类, 堪称养生格言和座右铭, 很值得反复玩味和牢牢记取。

歌词中也有某些说法欠妥, 不可全信。如说: "养体须当节五辛, 五辛不节损元神。"所谓五辛, 系指韭、薤、蒜、芸苔、芫荽等五种有辛辣味道的蔬菜。其实这些菜大多具有良好的保健功效, 除了某些疾病患者应当禁食或少食之外, 对于大多数人来说, 都是很适合食用的。

(二)孙真人养生铭

⟩名著选录⟨

怒盛偏伤气，思多太损神。

神疲心易役，气弱病来侵。

勿使悲欢极，常令饮食均。

再三防夜醉，第一戒晨嗔。

亥寝鸣天鼓，晨兴漱玉津；

妖邪难犯已，精气自全身。

若要无疾病，常当节五辛。

安神宜悦乐，惜气保和纯。

寿夭休论病，修行在本人。

若能遵此理，平地可朝真。

（《寿世青编·卷上》）

⟩帮您解读⟨

人若过分恼怒就会损伤真气，
思虑过多必定严重损伤精神。
精神疲倦则心脏容易劳累，
正气虚弱疾病就会乘机入侵。

无论悲伤或喜乐均不可太过，

常使饮食营养保持平衡。

再三注意防止夜晚醉酒，

第一要禁戒早晨嗔怒。

每晚亥时(23—1点)就寝并鸣天鼓(一种揉摩双耳用手指弹击后脑的练功方法)，

早晨起床时应吞服口中津液；

妖邪病魔很难侵犯自己，

自然可以保护好全身精气。

若要身体没有疾病，

应当经常注意节制五种辛味蔬菜。

要养心安神就当愉悦快乐，

护惜真气以便保持平和纯正。

不要说年寿长短决定于天命，

修身行善并好好保养全靠各人自己。

倘能遵循这些原理行事，

即使是平凡之辈也可向真人发展。(所谓真人，系指精通养生之道者。)

﹛专家点评﹜

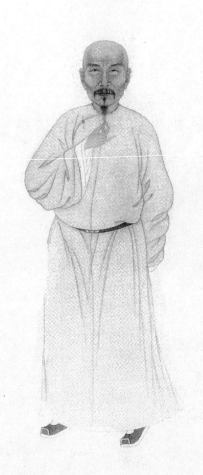

在尤乘的《寿世青编》里，收录了唐代名医孙思邈的两篇养生歌诀：一篇是前面的《孙真人卫生歌》，另一篇则是这篇《孙真人养生铭》。此铭文字简短，每句五言，共20句，计100字。认为养生首先必须高度重视思想情志修养，要戒恼怒，悲欢不可过度，思虑不可太多，力求做到精神愉悦，心态平和。在饮食方面要有节制，贵在营养均衡，但在"节五辛"方面有些偏颇。在起居方面主张早睡早起，注意操练气功导引和疾病预防。这些大多是很可取的。其中最值得人们记诵的有这样两句："寿夭休论命，修行本在人。"

认为一个人的年寿长短并非由天命来决定，关键要看各人自己是否遵循养生之道。可谓一言打中要害，的确值得人们奉以为座右铭。

(三)真西山卫生歌

{名著选录}

万物唯人为最贵，百岁光阴如旅寄。
自非留意修养中，未免疾苦为身累。

何必餐霞饵大药，妄意延龄等龟鹤。
但于饮食嗜欲间，去其甚者将安乐。

食后徐行百步多，两手摩胁并胸腹；
须臾转手摩肾堂，谓之运动水与土。

仰面常呵三四呵，自然食毒气消磨。
醉眠饱卧俱无益，渴饮饥餐犹戒多。

食不欲粗并欲速，宁可少餐相接续；

莫教一顿饱充肠,损气损脾非尔福。

生冷黏腻筋韧物,自死牲畜皆勿食。

馒头闭气宜少餐,生冷偏招脾胃疾。

酢酱胎卵兼油腻,陈臭腌醃尽阴类;

老弱若欲更食之,是借寇兵无以异。

炙煿之物须冷吃,否则伤齿伤血脉。

晚食常宜申酉时,向夜徒劳滞胸膈。

饮酒莫教令大醉,大醉伤神损心志;

酒渴饮水并啜茶,腰脚自兹成重坠。

尝闻避风如避箭,坐卧须当预防患;

况因食后毫孔开,风才一入成瘫痪。

不问四时俱暖酒,大热大冷莫入口。

五味偏多不益人,恐随脏腑为灾疢。

视听行坐不可久,五劳七伤从此有。
四肢亦欲得小劳,譬如户枢终不朽。

卧不厌缩觉即舒,饱宜沐浴饥宜梳;
梳多浴少益心目,默寝暗眠神晏如。

四时唯夏难调摄,伏阴在内肠易滑;
补肾汤丸不可无,食肉稍冷休铺啜。

心旺肾衰何所忌?特忌疏通泄精气;
寝处尤宜严密间,宴居静处和心气。

沐浴盥漱皆暖水,簟凉枕冷俱弗宜。
瓜茄生冷不宜人,岂独秋来作疟痢。

伏阳在内冬三月,切忌汗多泄精气。
阴雾之中莫远行,暴雨震雷宜速避。

道家更有颐生旨，第一戒人少嗔恚。
秋冬日出始穿衣，春夏鸡鸣宜早起。

子后寅前睡觉来，瞑目叩齿二七回；
吸新吐故毋令误，咽漱玉泉还养胎。

指摩手心熨两眼，仍更揩摩额与面；
中指时时擦鼻茎，左右耳根筌数遍。

更能干浴一身间，按髀时须扭两肩；
纵有风劳诸湿气，何忧腰背复拘挛！

嘘呵呼嘻吹及呬，行气之人分六字；
果能依用口诀中，新旧有疴皆可治。

声色虽云属少年，稍知撙节乃无愆；
闭精息气宜闻早，莫使羽苞火中炎。

有能操履常方正, 于利无贪名不竞;

纵向歌中未尽行, 可保周身亦无病。

(《寿世青编·卷上》)

₹帮您解读₹

万物之中唯有人最为宝贵,

一百岁的光阴仿佛像寄居在旅店之中一般。

如果不注重身心修炼和养护,

难免疾病会给人体带来拖累。

何必餐饵云霞之气与服食补养大药,

妄想延长寿命达到与乌龟白鹤相等。

只要能在饮食和嗜欲方面多加注意,

去掉其太过之处将会获得安乐。

吃完饭之后缓慢地行走一百多步,

两手抚摩两胁与胸腹部位;

一会儿再转手抚摩腰肾部位,

这叫运动水(肾)脏和土(脾)脏。

常仰面向上默念呵字呼气三四次，
自然可使食物中的毒气消磨掉。
醉后睡眠或饱食寝卧都对身体有害，
渴后饮水或饥后进食均严禁过多。

食物不宜过于粗糙也不宜吃得太快，
宁可少食多餐而能持续供给营养；
假若一顿吃得很饱而使肠内极其充满，
就会损伤正气和脾胃而绝非好事。

凡生冷粘黏油腻筋骨韧带之类的食物，
以及自己死亡的牲畜之类均不可食用。
馒头使人憋气(此说不可信)，应当少吃，
生冷之物偏会招致损伤脾胃的疾病。

醋酱胎卵与油腻之物，
陈年腌制收藏的气味浓烈之品,全属阴冷食物；

老弱之人如果喜欢食用，

其害处之大与借给敌寇以武器没有区别。

烧烤煎炒过的食物必须放冷以后再吃，

不然就会损伤牙齿和血脉。

晚餐经常安排在申时(15—17点)和酉时(17—

19点)之间吃，

若吃得太晚则食物滞留在胸膈之间而无益。

饮酒不许喝得酩酊大醉，

大醉损伤人的精神与心志。

酒后口渴大量饮水饮茶，

腰脚从此可能出现水肿重坠。

经常听说避风要像躲避射过来的弓箭，

不论坐立或睡卧之时都应当防患；

况且进食之后毛孔大开，

一旦被风邪侵犯就可能引起瘫痪。

不论春夏秋冬四季都应当喝暖酒，
凡大热大冷之物均不可进入口中。
饮食五味太多对人体无益，
恐怕会给脏腑带来病灾。

视、听、行、坐均不可太久，
若过久则从此五劳七伤必定会有。
手脚四肢应当经常适度劳动和运动，
就像门轴不时转动而始终不会腐朽。

睡卧不怕曲身缩体而醒后即应舒展伸开，
饱食后宜洗澡(此说不妥)而饥时宜梳头；
多梳头而少洗澡有益于心目，
默默无语安眠于暗室之中可使精神祥和。

四季之中唯有夏季最难调摄，
伏阴在体内易出现肠滑泄泻；

补肾的汤药或丸药不可没有，
凡是冷食凉饮之类不可吃喝。

夏天心旺肾衰有什么禁忌呢？
特别忌食通利和滑泄精气的药食。
寝卧的房间适宜于严密，
安居平静能调和心气。

洗头洗澡与洗脸漱口一律用温水，
枕头和簟席过于寒凉均不适宜。
瓜果茄子诸生冷之物不宜于人体，
哪里只有秋天才会发生疟疾和痢疾呢？

冬季三个月阳气伏藏在体内，
切忌发汗过多漏泄人体精气。
阴霾大雾之中不要远行，
暴雨迅雷应当急速躲避。

道家更有颐生保养的要旨，

首先要禁戒不良情志而尽量减少嗔怒和怨恨。

秋冬季节要等日出才穿衣起床，

春夏季节当在鸡鸣之时早起。

子时后至寅时前(21—5 点)是睡眠时间，

当闭目叩齿十四次；

吸纳新鲜空气与吐出陈气不可耽误，

含漱与吞咽口中津液可以滋养胎气。

将手指抚摩手心热熨两眼，

再用热手摩擦额头与颜面；

中指经常按摩鼻梁，

左右耳根亦旋转按摩数遍。

更要干浴即按摩全身，

再按摩左右大腿并扭动两肩；

纵然有风邪劳伤和诸种湿气，

坚持按摩就不必担忧腰背部位会发生痉挛疼痛。

嘘、呵、呼、嘻、吹及呬，

讲究导引行气的人就得按照这六个字练功；

果然能够依据六个字的要诀去做，

无论新旧疾病都是可以治疗的。

声色之欲虽说是少壮者的爱好，

只要稍加抑制和节减就不会有祸害；

闭精息气的道理应当早日懂得，

防止发生羽毛包火引起炎烧的那种事故。

倘能经常保持品行操守端正，

既不贪利也不图虚名；

纵然歌中妙诀未能全部做到，

也可保证周身安康而无疾病。

{专家点评}

此歌题为《真西山卫生歌》。所谓真西山，名叫真德秀(1178—1235)，号西山先生，南宋学者，山西蒲城人。撰有《大学衍义》《西山甲乙考》等书。他很重视养生保健，对摄生颐养颇有切身体会，因而发表了不少精辟的见解，并在此歌中做了高度的概括。虽然其中也杂有某些偏见，但绝大部分内容是很可取的。这首《真西山卫生歌》流传较广，在明代高濂的《遵生八笺》中已经做了转载。清代尤乘更是很看重这首养生歌诀，因而收载在他的《寿世青编》之中。

此歌的创作，颇受《孙真人卫生歌》的影响。其内容包括饮食起居、四时调摄、思想情志、品德修养、按摩导引、声色嗜欲、名利得失等各个方面，其涉及面很广。歌词中不乏养生格言，诸如"何必餐霞饵大药，妄意延龄等龟鹤；但于饮食嗜欲间，去其甚者将安乐""醉眠饱卧俱无益，渴饮饥餐尤戒多""沐浴盥漱皆暖水""阴雾之中莫远行，暴雨迅雷宜速避""视听行坐不可久，五劳七伤从此有；四肢亦欲得小劳，譬如户枢终不朽""道家更有颐生旨，第一戒人少嗔怒""声色虽云属少年，稍知樽节乃无愆"

"有能操履常方正,于利无贪名不竞;纵向歌中未尽行，可保周身亦无病"。从这些语句中足可以看出,作者既注重养身,更注重养心,尤其高度重视思想品德的修养,特别强调为人操履要方正,这些都堪称摄生颐养的座右铭，很值得人们反复诵读和牢记。